骨关节损伤
影像诊断一点通

主 编 刘琳 张蓉 高岱峰

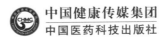

中国健康传媒集团

中国医药科技出版社

内 容 提 要

　　本书介绍了肩关节、肘关节、腕关节、髋关节、膝关节、踝关节等损伤临床影像诊断技术。为了便于更好地理解骨关节损伤影像学特征，书中编入了骨关节解剖与影像对比图。本书重点介绍 X 线、CT 及 MRI 扫描等影像方式，用来确定骨关节是否存在损伤、判定损伤程度、进行预后评估等。本书适合临床放射科医师、临床骨科医师等阅读。

图书在版编目（CIP）数据

　　骨关节损伤影像诊断一点通/刘琳，张蓉，高岱峰主编 . —北京：中国医药科技出版社，2024.8

　　ISBN 978 - 7 - 5214 - 4683 - 8

　　Ⅰ . ①骨…　　Ⅱ . ①刘…　②张…　③高…　　Ⅲ . ①关节疾病—影像诊断　　Ⅳ .
①R684.04

　　中国国家版本馆 CIP 数据核字（2024）第 104322 号

美术编辑　陈君杞
版式设计　诚达誉高

出版　**中国健康传媒集团**｜中国医药科技出版社
地址　北京市海淀区文慧园北路甲 22 号
邮编　100082
电话　发行：010 - 62227427　邮购：010 - 62236938
网址　www.cmstp.com
规格　710×1000mm ¹⁄₁₆
印张　15¼
字数　258 千字
版次　2024 年 8 月第 1 版
印次　2024 年 8 月第 1 次印刷
印刷　北京顶佳世纪印刷有限公司
经销　全国各地新华书店
书号　ISBN 978 - 7 - 5214 - 4683 - 8
定价　**69.00 元**

获取新书信息、投稿、为图书纠错，请扫码联系我们。

编　委　会

前言 *Preface*

随着社会发展和生活节奏加快，人们对自身健康关注度及健身热情的提高，骨关节损伤的发生率也逐年上升，给患者带来较多伤病困扰。患者对预后的期待值较高，因此，对关节损伤的诊断和精准评估提出了更高要求，如何快速而准确地诊断显得尤为重要。

影像诊断已成为骨关节损伤诊断不可或缺的重要手段。骨科疾病种类繁多，影像诊断复杂，不易掌握。

本书的最大特色在于深入浅出的写作特点和实用操作指导。通过简化复杂的理论知识，重点介绍实际操作中的关键步骤和技巧，如体位摆放、射线剂量控制以及磁共振序列选择、读片步骤、关键鉴别点、报告书写规范等。本书主要面向医学影像专业年轻医师、初涉影像诊断领域的临床医师、影像科技师等。无论您是初学者还是希望巩固基础知识的相关从业者，本书都将是您理想的参考书籍。

本书编写在构思及框架完善过程中，得到北京积水潭医院刘亚军教授的指导。本书编写的理论指导和部分图片资料，得到了中国人民解放军总医院第四医学中心放射科邢新博副主任医师的支持和帮助。中国人民解放军总医院第一医学中心傅仰木副主任医师从临床医师角度给予写作重心的调整的重要建议。在此表示衷心感谢！

由于编写时间和编者水平有限，本书难免存在不足或疏漏之处，请广大读者批评指正，以便再版时继续完善。

编　者
2024 年 6 月

目 录 Contents

第一篇 总 论

第二篇 肩关节

第三篇　肘关节

第七篇　踝关节

第一篇 总 论

骨关节损伤影像诊断学是指应用影像学技术对骨关节损伤进行评估和诊断的学科。影像技术包括 X 线摄影、计算机断层扫描（CT）、磁共振成像（MRI）及超声等不同成像方式，用来确定骨及关节、脊椎是否存在损伤，判定损伤程度，进行预后评估等。它可以准确定位和评价相关的病理解剖改变，辅助临床确定治疗方案、预测恢复进度，对正确选择治疗方案和康复计划发挥着至关重要的作用。

骨关节损伤影像诊断的主要检查技术如下所述。

（1）X 线摄影：常规 X 线检查可以显示骨骼的基本结构、关节的对称性、关节间隙的大小和两端的对位状况等，有助于鉴别正常和异常的解剖结构，还可确定骨折类型和骨折的愈合状态。

（2）CT 扫描：CT 扫描可以显示骨折的部位、形态、移位情况及周围组织的状态。CT 扫描可以显示更微小而且脆弱的骨折，其分辨率高于 X 线摄影，对椎体韧带钙化显示清晰。

（3）MRI：MRI 多方位，多参数成像，可以清晰显示关节和软组织形态，如肌腱和韧带、关节软骨损伤、半月板等。对脊椎显示优于 X 线摄影及 CT 扫描，适用于复杂的关节扭伤和不稳定性骨折的检查。

（4）骨密度检查：骨密度指数（BMD）可以用来诊断骨质疏松和预判骨折风险。最常用的骨密度检查方法是双能 X 线吸收计量（DEXA）。

放射学检查可以提供骨关节损伤的详细信息和精确的诊断结果，不同的成像方式适用于不同类型的损伤和疾病，需要根据具体情况选择最佳的检查方式进行评估。当前影像检查设备和技术发展迅速，尤其是 CT 和 MRI，成像速度和图像清晰度大幅提高，后处理软件日益精进，各种新技术不断涌现，使得影像诊断在骨关节损伤中起到举足轻重的作用。数字化成像及 PACS 等方面进展迅猛，逐步做到无片化和无纸化办公，使骨关节运动损伤影像资料可在网上传输、诊断、会诊和各种疑难病例讨论，不仅可以在医院内各科室间交流，而且可以进行医院和医院间及地域间的连接，使医疗信息资源得到充分共享，使患者诊断和治疗更加便捷、高效。

骨关节损伤影像诊断顺应影像医学的发展，主要研究内容以总论、各系统的正常 X 线、CT、MRI 表现和基本病变 X 线、CT、MRI 表现为主，并适当编入了部分少见疾病的 X 线、CT、MRI 影像诊断，掌握 CT、MRI 诊断应用原理和概况，熟悉常用 CT、MRI 检查方法及其在临床工作中的正确使用，了解 CT、MRI 诊断的方法、原则、价值、限度和地位，了解数字化影像、图像存档与传输系统、信息放射学的基本原理与临床应用。

一、X 线摄影

1. 概述

X 线摄影是评估骨关节损伤的首选检查方法，在许多情况下无须选择进一步的影像检查。该技术依赖于人体组织对 X 线吸收不同，因此，X 线摄影可以提供组织对比，如脂肪、肌肉和骨骼；但其软组织对比能力较差且显示骨量丢失的能力有限。为了便于诊断，X 线摄影通常拍摄两个及以上体位，通常是前后位及侧位摄片，脊柱检查可以增加双斜位及过屈过伸侧位摄片。

2. X 线摄影的优缺点

（1）优点：低辐射、低价格、操作简便、成像速度快、空间分辨率高。

（2）缺点：组织重叠较多，密度分辨率不高，对细微骨折和软组织病变容易漏诊。

3. X 线摄影在骨关节损伤中的适用范围

X 线摄影是骨关节损伤的首选检查方法，便于发现较明显的异常组织和结构，用于疾病初筛；也能提供初步的软组织评价，如关节积液、软组织肿胀等。

二、X 线计算机断层扫描（CT）

1. 概述

计算机断层扫描主要是通过 X 线断层扫描，判断患者是否存在骨骼异常病变，由此可以判断患者是否存在骨折、椎体韧带钙化、股骨头坏死分期、骨肿瘤样病变等，也是临床上常用的辅助检查之一。CT 检查分为 CT 平扫（不注射对比剂）和增强扫描（注射对比剂）。CT 应用范围广泛，全身各个部位均可行 CT 扫描。

2. CT 的优缺点

（1）优点：成像速度较快，价格适中；图像清晰度高，解剖关系明确，为无组织重叠的横断面影像，非常适合于评价骨性结构和软组织钙化，能提供较高的密度分辨率和丰富细节的骨性结构；典型 CT 图像是横断面采集，但 CT 图像可通过重组得到任意平面图像，多平面重建有助于外科计划的定制；注射对比剂增强扫描，可以提高病变检出率，对定性诊断有一定帮助。

（2）缺点：与 X 线摄影一样，CT 也依赖于电离辐射成像，并且辐射剂量超过常规 X 线摄影数倍。在中轴骨（脊椎）检查中，辐射剂量更需要重视，因为 X 线会直接穿过胸腹部器官。在骨关节疾病评价中，CT 的软组织分辨率较差，当异常病变 CT 值类似于周围正常结构时，病变常常显示不佳；尽管 CT 可以获得良好的骨性结构细节，但对于显示浸润性骨髓病变则不理想。

3. CT 在骨关节损伤中的适用范围

（1）骨折：如细微骨折及组织重叠较多等复杂部位骨折，仅通过普通的 X 线，一般容易被忽视，因此通过 CT 平扫，可以清晰显示常常被 X 线摄影忽略的病变。

（2）韧带钙化：CT 可以清晰而直观地显示骨关节及脊椎的韧带钙化。

（3）股骨头坏死诊断：CT 能够比较清楚地判断股骨头骨骺是否发生裂痕或塌陷，对细微骨性结构显示敏感。

（4）骨或软组织肿瘤样病变：CT 能够大致判断肿瘤性质，以及是否对骨质产生影响，指导手术方案的制定等，从而提供相应的依据，在 CT 引导下，经皮穿刺活检可获得正确的组织学结果。

（5）CTA 检查：CT 增强检查，通过后处理软件重建血管（CTA），可以了解关节周围血管情况，有无动脉闭塞、动脉瘤或血管畸形等。

4. CT 检查的禁忌证

为了增加病变组织与正常组织显示密度的差别，明确诊断，在 CT 检查中常使用对比剂做增强扫描，目前所用非离子型碘对比剂安全性好。

禁忌证：对碘对比剂过敏；严重肝、肾功能损害；重症甲状腺疾患（如甲状腺功能亢进症）。

高危因素：肾功能不全；糖尿病、多发性骨髓瘤、失水状态、重度脑动脉硬化及脑血管痉挛、急性胰腺炎、急性血栓性静脉炎、严重的恶病质以及其他严重病变；哮喘、枯草热性结膜炎、荨麻疹、湿疹及其他过敏性病变；心脏病变：如充血性心力衰竭、冠心病、心律失常等；既往有对比剂过敏及其他药物过敏的患者；1 岁以下的婴儿及 60 岁以上老人。

三、X 线摄影及 CT 检查辐射风险

随着 X 线、CT 等医学成像越来越多地应用于疾病筛查、诊断和随访，人们在辐射暴露增加的同时，也开始关注辐射风险的增加。鉴于对患者临床治疗提供有效信息，电离辐射成像的实用性被广泛认可；但是作为辐射成像设备的使用者，不能仅仅意识到医学成像的临床获益，同时也应意识到患者及使用者本人存在的近期和远期风险的重要性。

在 X 线及其放射性被发现后不久，人们就发现高剂量电离辐射会导致有机体某些器官和组织的细胞损伤。多年以后，人们逐步意识到低剂量辐射引起的远期致癌效应和非致癌效应（包括遗传效应）。

1. 确定性效应和随机效应

确定性效应也称为组织反应，是指辐射诱导细胞死亡或功能障碍，当剂量超过一定阈值时发生，轻度症状有晶状体变化（白内障）、暂时性皮肤损伤（红斑）以及暂时性少精症。经 X 线影像检查后，患者的确定性效应常表现为红斑和脱毛等皮肤效应，发生红斑和脱毛的皮肤阈值剂量远高于普通照射剂量。因此，诊断用 X 线成像照射后皮肤发生确定性效应是十分罕见的，一旦发生，通常与设备不恰当使用有关。

随机效应与细胞 DNA 损伤有关，可能引起癌症和遗传效应。由于癌症和遗传效应的发生率与器官或组织剂量成正比，随机性效应对电离辐射医学影像实践产生一定影响，这种剂量－反应模式称为线性无阈（LNT）模型。随机性效应发生具有随机统计性质；剂量越大，随机性效应发生概率越高。然而，有研究认为，人体对极低剂量水平的辐射也超敏感，在极低剂量水平的剂量－反应模型仍然是一个有待研究的科学议题。

2. 胎儿照射

胎儿发育过程对放射性高度敏感，受到照射后，可能会发生确定性和随机性效应。最容易发生确定性效应的时期为妊娠 2～20 周。诊断用影像检查不会发生畸形、发育迟滞、智力低下或死亡等确定性效应。在一次（或累计）胎儿剂量低于 100mGy 以下时通常不发生确定性效应，

而临床辐射照射均低于此值。胎儿接受辐射照射诱发癌症概率较低。胎儿在子宫内辐射照射诱发癌症的风险与儿童时期一致。

四、磁共振成像

1. 概述

磁共振成像是基于强磁场中患者接受射频脉冲信号的再激发成像技术。外部磁场常为 0.2～3.0 特斯拉（T）。MR 系统包括磁场、射频线圈（发射和接收线圈）、梯度磁场及带有数字存储功能的计算机控制系统。MRI 原理复杂，此处只做简单阐述。

MRI 依赖受检部位含奇数质子或（和）中子原子核（氢原子等）的自旋而产生磁场运动。组织的原子核在主磁场中，其磁极排列由杂乱无章变为与主磁场方向一致。应用的射频脉冲由主磁场强度决定，涉及特定的原子核。当去除射频脉冲时，将释放因由高到低能量状态的转变而获取的能量，并被电信号记录，产生数字影像信息。信号强度是指组织激发状态释放的射频波能量。后者也决定了图像结构明暗度。图像明亮部分（白色）显示为高信号强度，暗色（黑色）区域为低信号强度。特定组织的信号强度显示容积图像中氢原子（质子）的共振情况，以及纵向弛豫和横向弛豫时间，后者依次依赖于组织水分子的生理状态。

MRI 包括两种弛豫时间，分别为纵向弛豫时间（T1）和横向弛豫时间（T2），纵向弛豫时间简单陈述为质子在射频脉冲停止后，恢复到平衡状态的时间；横向弛豫时间反映射频脉冲停止后，质子的失相位过程。射频脉冲序列变化可以区别 T1 和 T2，从而产生必要的图像对比。

此处介绍 MRI 最基本序列，便于初学者理解，自旋回波（SE）序列，采用短重复时间（TR，800ms 或以下），短回波时间（TE，40ms 或以下），得到 T1 加权像（T1WI），提供良好的解剖细节；采用长 TR（2000ms 或以上），长 TE（60ms 或以上），得到 T2 加权像（T2WI），提供良好的对比度，有利于病变显示；采用适中 TR（1000ms 左右），短 TE（30ms 或以下），可以获取质子加权像（PDWI）。

2. 磁共振成像的优缺点

（1）优点：无电离辐射；骨关节及脊椎解剖结构显示清晰，尤其软组织分辨率高；多序列多方向成像，配合多种功能成像，为明确病变性质提供更丰富的影像信息。

（2）缺点：对运动性器官显示不清晰；对肺组织这类缺少质子的部位成像效果不佳；对钙化和骨骼病灶的显示，不如 CT 准确和敏感；

禁忌证较多，如体内有金属物品者、危重或高烧患者、幽闭恐惧患者等；检查费用相对较高，成像时间长，噪声大，需要患者高度配合，否则成像伪影重，对诊断影响较大。

3. 磁共振成像在骨关节损伤诊断的适用范围

MRI 是可供选择的进一步影像检查手段，适用于骨及软组织损伤、肿瘤及肿瘤样病变、关节内紊乱，肌肉、肌腱、韧带以及关节软骨等的异常。膝关节和肩关节是最常见的检查部位，其他关节如肘、腕、髋、踝、手指、足趾也常应用。对脊椎外伤及退变，椎间盘病变及脊髓病变显示清晰。

4. 磁共振成像的进一步说明

对比 X 线摄影及 CT 扫描，MRI 成像技术相对复杂，需要从以下几个方面做进一步阐述。

（1）磁体：患者被置于外部磁体产生的磁场中，依磁体产生的磁场强度分为高或低磁场。

①高磁场：磁场强度≥1.0T，临床应用典型高磁场机多为 1.0T、1.5T 和 3.0T。用于科研领域的具有更高场强。影像具有更高信噪比。为闭合系统，检查受限（如幽闭恐惧或过于肥胖）。

②低磁场：磁场强度≤0.5T，低场强磁共振得到普及，因体积小，费用低，易于安装，开放式设计（减少幽闭恐惧、患者体型不受限），信噪比低，获得高质量图像则需增加扫描时间，在诊断半月板和肩袖病变时与高场强系统几乎具有相同影像；但高场强机在诊断隐匿性软骨损伤及盂唇病变时则具有更高精确度。

③高场强肢体扫描机：混合磁共振机（1.0T），较小的开放设计，用于肢体扫描，其优点是具有较高信噪比，无幽闭恐惧；缺点：仅能对一些非负重肢体进行检查。

（2）表面线圈：表面线圈是射频的发射和接收器，紧贴在躯体受检部位，负责发送和接受产生图像的射频脉冲。适用于躯体不同部位的专用线圈十分必要。线圈越小，与躯体贴合越紧密，获得的图像质量越高。特制线圈设计用于增大信噪比（相控阵、正交线圈）。

（3）脉冲序列

①总则：最小视野尽可能包含所有相关解剖结构；层厚依赖于被检查者解剖结构大小（层厚可 1mm，如腕关节，也可 4~5mm，如膝、肩、髋关节）；典型的影像平面，根据受检者解剖部位，包括轴位、矢状位、冠状位，也可调整，如肩关节的斜冠状位、斜矢状位；T1 和 T2

序列联合是常规应用；脂肪饱和技术常用于肌骨系统成像。

②T1WI：解剖图像，高信噪比；脂肪呈高信号；肌肉和液体呈中等信号；肌骨系统检查至少一组T1序列；半月板成像效果好。

③T2WI：病理影像，水呈高信号；T2WI与脂肪饱和序列联合应用可使病变更清晰；适合用于诊断肌肉、肌腱、韧带和骨病变，以及水肿。

④PDWI：介于T1和T2信号；将信噪比最大化，常与脂肪饱和技术联合应用；适用于关节软骨和半月板病变。

⑤梯度回波GRE：高分辨影像层厚小至1mm，适合小型结构如腕关节；成像时间短，信噪比低，对磁场不均匀敏感。

（4）脂肪饱和技术：脂肪饱和技术是一种磁共振技术，运用电子技术手段删除脂肪信号，使得与水有关病变信号更突出，常与T2WI和PDWI联合应用。通常采用两种方法：短时间反转恢复（STIR）序列，多用于低场强；频率选择技术常用于高场强，常与T1WI联合应用，多用于增强检查。

（5）对比剂：钆－标准剂量为0.1mmol/kg；静脉注射对比剂的适应证为区分囊实性，了解病变血管，有助于定性诊断；也可直接造影，用于关节腔注射，1：200生理盐水稀释注入关节腔使其膨胀，改善小的关节内结构，如盂唇、术后半月板成像效果。

（6）常见MR伪影

①磁场角度伪影：伪影发生在具有极度一致条理的胶原纤维束内，当该结构的方向与主磁场方向相对呈55°角时；T1WI可见，T2WI常不出现；肩袖肌腱、膝关节半月板易发生。

②活动伪影：假线条贯穿半月板误诊为半月板撕裂；较长检查时间和幽闭恐惧患者出现较多；纠正伪影措施为缩短检查时间，线圈紧贴部位，予以镇静。

③金属伪影：造成磁场强度不均匀和影像变形；频率选择脂肪抑制和梯度回波尤为明显。

（7）磁共振安全问题

①射频能量蓄积：源于表面线圈的射频可蓄积在软组织内产热并偶可灼伤患者；危险因素为盘绕电线（如心电图电极）、纹身、纹眼线以及外固定器材，其均可产生电流并灼伤患者。

②骨科固定器材的安全问题：避免对外固定器材患者检查；内固定器材可以检查，如关节置换、髓内钉、螺钉和钢板等。

③金属内置物的 MR 禁忌：眼球内金属物，如散弹伤、金属制品工人眼外伤；脊椎散弹伤；起搏器或除颤仪；人工耳蜗；神经刺激器－环形电线。

（8）静脉注射磁共振对比剂安全问题

①肾源性系统性纤维化 NSF－是肾功能不全患者钆暴露后诱发的罕见并发症，主要表现为皮肤纤维化，可伴其他器官（如食管、心脏和骨骼肌）纤维化。

②目前尚不清楚如何治疗 NSF。

③报道仅发生于罹患严重肾脏疾病患者。

④美国食品药品管理局（FDA）警告避免对以下患者使用钆制剂——急慢性肾病（肾小球滤过率＜30ml/min）；肝肾综合征；肝移植围术期。

⑤严重或晚期肾脏疾病患者的 NSF 发生率为3%～5%。

⑥检查前需签署知情同意书。

第二篇 肩关节

第一章　肩关节正常解剖及影像特征

　　肩关节是人体活动度最大因而也是最容易遭受损伤的关节之一。各类肩关节创伤性疾病是临床常见病。以往对肩关节疾病的诊断主要借助临床检查和肩部 X 线检查，包括 X 线肩关节造影。CT 及磁共振扫描仪等设备的出现及其在肩关节成像方面的应用，使肩关节疾病影像诊断水平有了大幅提升，肩关节软组织和骨的病变可以被清晰地显示，特别是盂肱关节内的关节囊 – 盂唇 – 韧带结构，从而能够准确、无创伤地对肩袖撕裂、盂唇撕脱等肩关节复杂性疾病作出诊断。

第一节　肩关节解剖特点

　　肩关节的运动是整个肩胛带骨的活动，包括肩锁关节、胸锁关节和盂肱关节。盂肱关节活动时，肩锁和胸锁关节均发生上下、前后和旋转三个方向的运动。因此，其中任何一个关节发生病理改变，都会产生肩部症状。肩关节由盂肱关节和位于其上的喙肩弓构成。前者包括肱骨头、关节盂和周围的肩袖、盂唇、盂肱韧带、肱二头肌肌腱、关节囊等软组织结构；而后者包括肩峰的前 1/3、喙肩韧带、喙突的前 1/3、肩锁关节和锁骨的远端。从广义上讲，肩关节还应包括胸锁关节、肩胛骨与胸壁间连接。

1. 盂肱关节

　　盂肱关节即狭义上的肩关节。它的解剖特点是：两个相对关节面很不相称；稳定性较差，关节韧带薄弱，关节囊松弛。关节的稳定主要靠包绕肱骨头的肩袖及周围肌肉。盂肱关节的两个骨性关节面及周围骨质结构在 X 线片上均可清晰显示。CT 肩关节双对比造影能够观察关节囊盂唇结构，表现为附着于关节盂、肱骨头的关节囊在注入的空气及对比剂的压力下膨胀开来，从而使呈软组织密度的关节囊内表面及盂唇在低密度空气的衬托下得以清楚显示成像，在更大程度上显示关节内及关节周围的软组织结构。

2. 肩峰与肩锁关节

肩峰在解剖上可分为四种类型：Ⅰ型，肩峰下表面为一平面，即扁平肩。Ⅱ型，肩峰下表面为一向上的凹面，即凹形肩。Ⅲ型，肩峰前端形成一钩状突起，即钩状肩。Ⅳ型，肩峰下表面呈一向下的凸面，即凸状肩。其中以前两型较为常见。但临床上以后两型易致撞击综合征。肩峰的外形可在 X 线片及 MR 斜矢状位像上得以清楚显示。此外，肩峰向前下方和侧方倾斜以及低位肩峰也是可以见到的变异，它们因缩小了肩肱间距从而也成为撞击综合征的解剖因素。肩峰小骨为二次骨化中心未与肩峰融合所形成的副骨，它的出现概率大致为1% ~ 15%，小的肩峰小骨在 MRI 上常难以显示，常需借助 X 线检查。肩锁关节的关节囊较松弛，附着点离关节面数毫米，上下面借坚强的肩锁韧带加强。X 线检查可以显示肩锁关节骨质情况及关节间隙有无异常。MRI 则可显示关节韧带结构。必要时可采用肩锁关节造影检查，以更好地观察关节腔情况。

3. 肩峰下关节

肩峰下关节又被称之为第二肩关节，它上为喙肩弓，下为肩袖及肱骨结节。它虽不具有典型的关节结构，但从功能上应视为一个关节，其间大的肩峰下—三角肌下滑膜囊可视为关节腔，喙肩弓的骨—韧带结构十分坚强，其功能在于防止肱骨头向上、向后脱位。肩峰下—三角肌下滑膜囊介于肩部浅、深层肌肉之间，在功能上可便利肱骨大结节顺利在肩峰下进行外展活动。肩峰下—三角肌下滑膜囊在影像上的重要意义在于，当肩袖出现完全撕裂时，CT 及 MRI 对比剂可经裂口渗入至滑膜囊内，从而成为诊断肩袖完全撕裂的特异性征象。肩关节周围软组织因 X 线及 CT 图像软组织分辨率低而显示不佳。对于它们的显示主要依靠磁共振成像，即常规 MRI 及 MR 肩关节造影。

4. 肩袖与关节囊

肩袖是由冈上肌、冈下肌、小圆肌和肩胛下肌的肌腱构成。前三个肌腱由上向下均止于肱骨大结节，而肩胛下肌腱止于肱骨小结节。冈上肌腱起于肩胛骨后面的冈上窝，并由后内向前侧方走行，大致与冠状面呈 45°角。冈下肌与小圆肌分别起于肩胛冈下的冈下窝和肩胛骨外缘。肩胛下肌起于肩胛骨前面的肩胛下窝。位于冈上肌腱与肩胛下肌腱之间的间隙称之为旋转间隙，其内有喙肱韧带、肱二头肌长头腱、上盂肱韧带和喙突。肩袖在 MRI 上呈匀质低信号，厚度均匀。在斜冠位上，肩袖的远端轮廓被肩峰下—三角肌下滑膜囊表面的脂肪及关节腔内的对比剂衬托出来。在冈上肌腱距其肱骨附着处约 1cm 处，有时在 T1 加权像上可见中到高信号区，这是由所谓的"魔角效应"形成的伪影。关节囊据其前部附着位置的不同可分为三型。一型其前部附着于盂唇上或盂唇基底部，二型附着于盂缘内侧 1cm 以内，三型则附着于距盂缘 1cm 以外。由于关节囊滑膜的反折，可在关节囊内形成隐窝。其中最重要的是肩胛下隐窝。它是关节囊在喙突下方的正常扩展部分，位于肩胛下肌的上缘。依据盂肱韧带的变化，该隐窝也呈现出许多变异。大的肩胛下隐窝常与中盂肱韧带缺如并存。肩关节囊还常与肩周围软组织内的一些滑膜囊相通。常见的有结节间滑膜鞘、肩胛下肌腱下囊和冈下肌腱下囊。有时还可与喙突下囊相通。关节囊隐窝及滑膜囊的存在，使得 X 线肩关节造影时，关节囊远端影像不呈连续光滑弧形，而是出现三角形或不规则形的突出。另外，肩关节囊的上方还存在一肩峰下一三角肌下滑膜囊，它不与肩关节囊相通。但在发生肩袖撕裂时，对比剂可通过破裂口渗出至该滑膜囊内，使之在 X 线、CT 及 MR 肩关节造影片上显影。

5. 盂唇

盂唇为致密纤维性组织。其切面常呈三角形，有时局部可为圆形甚至缺如。盂唇与关节盂缘的透明软骨相接。其作用在于增深关节窝并与盂肱韧带、关节囊和肱二头肌肌腱一起以维持肩关节的稳定性，从而使肩关节的大范围活动成为可能。盂唇在解剖上大致分为六部分，即前部、前上部（关节盂前中部切迹以上）、前下部、下部、后下部及后上部，也可以按关节盂上的钟点方向分为四部分，即一点钟至五点钟间为前盂唇，五点钟至七点钟间为下盂唇，七点钟到十一点钟间为后盂唇，而十一点钟至一点钟间则为上盂唇，盂唇上部及前上部有肱二头肌长头腱和上盂肱韧带附着。盂唇前部有中盂肱韧带及关节囊附着。而下盂肱韧带前束则附着于盂唇前部，同时参与构成前盂唇，其在 MR 斜矢状位上能得到最好显示，下盂肱韧带后束附着于盂唇后部。盂唇在形态上及盂唇与盂缘相接处可有相当大的变异。其中最显著的变异是在关节盂前上四分之一象限内可出现部分盂唇相对或完全不与盂缘相连，从而在盂唇与盂缘间形成盂唇下孔，它的发生率约为 11%，这个孔常被误诊为前盂唇撕裂或剥离，但单独发生的前上盂唇撕裂是非常少见的。盂唇下孔在大小上也有很大变化，小的只有几毫米，大的可扩展至肩胛下肌腱水平以上的整个前上四分之一象限。盂唇在形态上的变异大致可归纳为两种。一种是膝半月板样盂唇，盂唇与盂缘间存在一隐窝，使相应盂唇上半部内缘游离且活动度较大并在外观上类似膝半月板，其常见于上盂唇，前盂唇不常见，下盂唇罕见。另一种盂唇则牢固固定于关节盂，不具有活动性。此外，有时盂唇因过小而被视为缺如，常见于前上盂唇。盂唇在所有扫描序列中均呈低信号，但有时因"魔角效应"而在盂唇内出现混杂信号，这常见于前下及后下盂唇。

6. 盂肱韧带

盂肱韧带是防止盂肱关节过度活动的"缰绳"。它配合肩袖共同维持肩关节稳定性并使盂肱关节两个关节面紧密贴合。盂肱韧带包括上盂肱韧带（SGHL）、中盂肱韧带（MGHL）、下盂肱韧带（IGHL）。它们都是关节囊前面增厚的部分。盂肱韧带与盂唇连在一起被称作盂唇韧带复合体，它将肱骨头牢固固定在关节盂上，从而维持肩关节的前向稳定。所以对于怀疑有肩关节失稳的患者其盂肱韧带的显示与判断就显得非常重要。如果盂肱韧带附着的盂唇部分发生撕裂，那么盂肱韧带就失去了其稳定肩关节的功能。上、中盂肱韧带均起于上盂唇并与前方的肱二头肌肌腱相邻。上盂肱韧带向前走行与喙突相平行，止于小结节上方结节间沟区域并与喙肱韧带相融合。中盂肱韧带在与盂缘邻近处向下走行，在以 60° 角横过肩胛下肌腱后止于小结节基底部。中盂肱韧带的厚薄常发生变异，它既可能为薄层纤维组织，也可能呈索状面，像肱二头肌肌腱一样厚。当这种索状的中盂肱韧带与前上盂唇缺如并存时，称之为 Buford 复合体。索状中盂肱韧带与 Buford 复合体可能会被误为盂唇撕离而需加以注意。中盂肱韧带参与肩关节由 0° 到 45° 内收过程中的稳定。在低到中度肩内收时，中盂肱韧带起限制外旋的作用。在 MR 上，中盂肱韧带可能显示与肩胛下肌腱后面紧密相邻或被肩胛下肌滑膜囊内的液体所包绕。在上盂肱韧带与中盂肱韧带间常存在的孔称 Weitbrecht 孔。而在中盂肱韧带与下盂肱韧带存在的孔称 Rouviere 孔。下盂肱韧带是最大、最重要的盂肱韧带，由三部分组成，即前束、后束和腋下陷窝部分。这三部分就像吊床一样支持着肱骨头。在肩内收时，它们是维持肩稳定性的主要机制。前束与后束分别附着于前、后盂唇并参与其构成，然后向下走行。其中前束止于肱骨解剖颈。在中立位这一通常的扫描体位上，前束呈松弛状态，但在肩外旋及肩内收外旋体位上前束呈紧张状态。前束较上、中盂肱韧带厚，且在起点处有更宽的基底，这对于维持肩关节的稳定是很重要的。而盂肱韧带后束为肩关节 90° 内收时防止肩关节后脱位的重要机制。腋下陷窝附着于关节盂下三分之二周缘的盂唇，它位于前、后束之间，且与前、后束一样，在肩内收时呈松弛状态。作为增厚的关节囊内的空余部分，腋下陷窝向下一直扩展至盂肱关节体部。

7. 肱二头肌长头腱

肱二头肌长头腱起于盂上结节，并在附着处远端与上盂唇紧密相连，两者的胶原纤维相互编织构成肱二头肌肌腱盂唇复合体（BLC）。然后长头腱再在关节内走行至结节间沟的滑液鞘并被肱横韧带所固定。肱二头肌滑液鞘与关节腔相交通，因而在 MR 肩关节造影时其内充盈对比剂。肱二头肌肌腱与盂肱韧带一样，对其盂唇附着处牵拉时产生张力，当肱二头肌猛烈收缩时就可能导致上盂唇的撕裂。BLC 有三种类型。Ⅰ型：BLC 牢固地与关节盂上极相连。该类型中在关节盂前上四分之一象限内无盂唇下孔。Ⅱ型：BLC 附着点在关节盂缘内侧几毫米处。关节盂上极在盂唇下方偏内侧与其透明软骨相续，这样在关节盂上极处可能有一个小沟，这个小沟可与盂唇下孔相续，并可与肩胛下肌滑膜囊相通。这个位于上关节盂水平的小沟注意不要误为盂唇下孔并注意与Ⅱ型 SLAP 症相鉴别。Ⅲ型：盂唇在形态上与半月板相似，并且盂唇与关节盂软骨面相交界处存在的沟常较一般为大。

第二节　正常肩关节影像特点

一、正常肩关节的 X 线检查

1. 肩关节的 X 线特征（图 2 -1）

（1）肱骨头：肱骨头应呈圆形或近似圆形，大小和形态应与对侧相似。肱骨头表面应平坦光滑，无表面骨质增生或骨质疏松。

（2）肩胛骨：肩胛骨应位于肱骨头下方，应无明显的翘起或愈合不良的骨折。肩胛骨后缘应呈相对平直的线条，肩胛骨的角度应为 20°～40°。肩胛骨关节窝应光滑平坦，无明显的骨刺或骨质增生。

（3）肱骨 - 肩胛骨关节：正常肩关

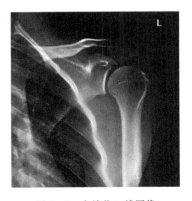

图 2 -1　肩关节 X 线图像

节 X 线图像中，肱骨和肩胛骨关节间隙应均匀，无明显的不对称或结构异常。肱骨头中心应与肩胛骨关节窝的中心对齐。

（4）其他结构：金属植入物和其他异物应在 X 线图像上清晰可见，不应影响对肩关节的观察。

肩关节 X 线图像具有解剖结构清晰、关节间距均匀、骨表面光滑等特征。对于医生来说，准确判断肩关节的 X 线特征将有助于更准确地诊断和治疗肩关节相关的疾病。

肩关节 X 线通过形态学的分析，可以确定肩部骨骼结构和软组织的病变情况。肩关节 X 线检查的各参数设置如下所述。

肩关节 X 线检查通常采取立位或坐位姿势，以图像质量为最优化。坐位拍摄比站姿拍摄更舒适，对于一些老年或体弱患者来说，会更容易接受。方向：拍摄的方向有两种，正侧向或斜向。正侧向拍摄可显示肱骨头和肱骨结构、关节之间的关系和骨外形；而斜侧向拍摄可以观察到肩袖部的纵向断面和骨质。调整角度：在拍摄肩关节前，应让患者面向 X 线机进行调整，使检查肩峰处与射线（近似）垂直。其中，适当翘起肩膀能使肩胛骨和肱骨更好地展示，便于影像诊断。

肩关节 X 线需要暴露出肩关节、上臂、肩胛骨和锁骨等区域。

为了确保影像质量，应选择适当的景深参数，使图像清晰、锐利，没有过度曝光或模糊现象。

总的来说，肩关节 X 线检查的各参数设置是因人而异的，并且需要根据患者的具体情况来进行调整。在实际操作中，医生需要结合患者的病情、年龄、身体状况以及其他相关因素，来选择最合适的 X 线检查参数，以尽可能地获得准确、有效的影像学数据。

2. 肩关节拍片注意事项

（1）肩关节前后位：检查肩关节前后位时，收紧旋转袖带，肱骨头和肩胛骨关节窝应为匹配对称，衡量两侧关节面的间距清晰。

（2）肩关节侧位：检查肩关节侧位时，肱骨头和肩胛骨有关节面平行于探测板面应为匹配对称。

（3）肩关节斜位：根据需要选择拍摄斜位片，以查看肩关节与肩胛韧带。

在进行肩关节 X 线检查时，应提醒患者尽量放松，避免肌肉紧绷，对于老年或呼吸系统疾病患者，应在拍摄前先咨询医师。为了防止图像质量不佳导致误诊，医生需要在拍摄前确认患者的部位是否正确摆放，以及胶片/数码检查板是否清洁干净，并校准 X 线机的曝光量等参数设置。

3. 肩关节 X 线检查报告模板

（1）评估图片质量和扫描技术：包括扫描视野、扫描顺序和扫描技术等。评估肩关节骨骼结构，包括肱骨头、肩胛骨、肱骨等骨骼结构视觉化的分析。

（2）评估关节对位情况及关节间隙：包括肱骨头和肩胛骨关节间隙的大小和连续性等。

（3）评估肌肉骨骼结构：包括肩袖肌群和其他相关软组织结构的分析。

（4）诊断：根据影像学检查结果进行肩关节疾病和损伤的诊断。

（5）建议：根据疾病和损伤的情况，提出进一步检查和治疗建议。

二、正常肩关节的 CT 检查

肩关节 CT 扫描是一种高分辨率的影像学检查方法，可以提供肩关节骨骼解剖和骨性结构细节的清晰图像。

1. 肩关节 CT 的特征（图 2 - 2）

（1）肱骨头：肱骨头在平面 CT 重建图像上呈圆形或近似圆形，大小、形态和密度应与对侧相似，表面应平坦光滑，无明显的骨质增生或骨质疏松。

（2）肩胛骨：肩胛骨应在肱骨头下面，大小、形态和密度应与对侧相似，肩胛骨关节窝应光滑平坦，无明显的骨刺或骨质增生。

（3）肱骨 - 肩胛骨关节：肩关节的 CT 重建图像中，肱骨与肩胛骨关节间距均匀，关节间软骨界面清晰，无明显的关节面不对称或结构异常。肱骨头中心应与肩胛骨关节窝中心对齐。

（4）肌肉骨骼结构：肩部肌群和骨骼结构的分布应在正常范围内。

（5）其他结构：金属植入物和其他异物应在 CT 影像上清晰可见，并注意其与周围骨骼结构和软组织结构之间的关系。

2. 肩关节 CT 检查时参数设置

（1）体位：肩关节 CT 检查通常采用仰卧位或俯卧位。仰卧位适用于检查肩部骨骼和关节解剖结构；而俯卧位则适用于检查肩部软组织结构，如肩袖肌群。

（2）检查范围：肩关节 CT 检查的范围应包括肩关节、肱骨、肩胛骨、锁骨。根据患者的病情，医生可以选择扩大检查范围，以获得更全面的影像学信息。

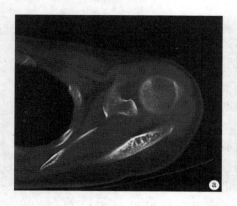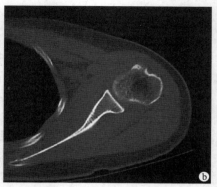

图 2-2　正常肩关节 CT 图像

a. 正常肩关节肱骨头层面；b. 正常肩关节肱骨大结节层面

（3）调整角度：在进行肩关节 CT 检查前，应进行必要的调整，以使肩关节与 CT 扫描器平行。通常情况下，肩关节 CT 扫描采用水平位，使肩关节平行于扫描平面。

（4）暴露程度：在肩关节 CT 检查中，医生需要调整扫描参数，以使肩部结构清晰可见，最大化暴露出肩关节和周围骨骼、软组织的详细信息。

（5）景深设置：为了获得高质量的影像学信息，肩关节 CT 检查的景深应该适当调整，确保图像清晰锐利且细节丰富。

（6）管电压和电流：采用 80～140kVp 不等的管电压和 150～700mA 不等的电流，具体取决于扫描部位、体型和患者的病情等因素，医生可以根据具体情况进行设置。

（7）厚度和间隔：常用的肩关节 CT 扫描厚度为 0.625～1.0 毫米，间隔为 0.3～0.5 毫米。通常的原则是，扫描层厚度越薄、间隔越小，可以获得更高的分辨率和更准确的检查结果。

（8）重建方法：在进行数据重建时，可采用多平面成像（矢状位重建、冠状位重建）或三维重建等方法。医生应根据具体需要和患者情况选择最适合的重建方式。

3. 肩关节 CT 报告内容

（1）技术描述：应包括采用的 CT 技术和扫描参数，如层数、层距、曝光剂量等。

（2）骨性结构分析和诊断：应包括肱骨头、肩胛骨、锁骨以及相关结构的形态、大小、位置、密度、关节面等特征的分析，评估是否骨折、骨质疏松、骨质增生等病变。

（3）关节间隙分析和诊断：应评估肱骨头和肩胛骨之间的关节间隙的大小、对称性和变化，并评估肩关节是否存在关节炎和旋转袖肌撕裂等疾病。

（4）软组织结构分析和诊断：应评估肩袖肌群、肩袖韧带、肱三头肌、肩胛肌等软组织结构大小、形态、密度和纹理等特征，如旋转袖肌撕裂、肩袖滑囊炎等的诊断。

（5）诊断和建议：应根据肩关节 CT 检查的结果，进行相应的诊断和建议。

三、正常肩关节的磁共振检查

1. 肩关节的磁共振检查特征（图 2-3）

肱骨头和肩胛骨关节窝的对称性良好，二者之间的间隙应该匹配对称，并且相互对称的结构也应该一致。肱骨头表面光滑均匀，无骨质破坏或骨髓腔内异常信号。肩袖和肩袖韧带均正常：肱骨头的表面应该光滑均匀，无明显的骨质破坏，肩袖肌群和肩袖韧带应该呈现出正常形态和信号强度。肩关节周围无过多积液、出血等异常表现。肩胛骨后缘肌肉群正常，肩胛骨后缘的肌肉群应该呈现出正常的形态、信号和厚度等特征。需要注意的是，不同年龄和性别的人群，其肩关节的磁共振表现也可能会有差异，医生在分析和诊断时需要考虑不同个体之间的差异性。

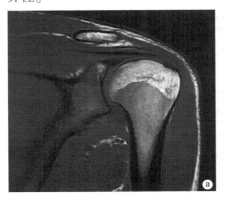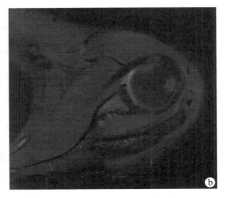

图 2-3　正常肩关节 MR 图像

a. 正常肩关节 MR 冠状位 T1WI 序列；b. 正常肩关节 MR 横轴位 T2WI 压脂序列

2. 肩关节磁共振检查参数设置

肩关节磁共振可以对肩关节骨性和软组织结构进行详细评估。

（1）常规扫描序列：AxT2FSE、CorT2STIR、CorT1FSE、SagPD，用以评估肩关节骨性结构和软组织结构。

（2）扫描平面：肩关节磁共振扫描平面为横轴位、冠状位和矢状位成像，为了更清晰显示各种解剖关系，通常采用斜冠状位－平行冈上肌及斜矢状位－垂直冈上肌等方位成像。

（3）分辨率：高分辨率的磁共振扫描可以提供更精准的图像细节和关键结构信息，以便更准确地诊断肩关节疾病和损伤。

（4）磁场强度：肩关节磁共振扫描的磁场强度通常为1.5T或3.0T，不同磁场强度下可以提供不同的影像分辨率和信噪比。

（5）扫描范围：肩关节磁共振检查需要覆盖整个肩关节和相关解剖结构，如颈部、上臂、胸锁乳突肌等，并在必要时扩大扫描范围。肩关节磁共振检查的参数设置应考虑到肩关节解剖结构和病变特点，结合临床需要充分优化，以便提高扫描效率和诊断准确率。

（6）解剖评价：斜冠状位——主要观察冈上肌腱、冈下肌腱、肱二头肌肌腱以及肩锁关节。斜矢状位——主要观察冈上肌腱、冈下肌腱、肩胛下肌腱、小圆肌腱、肩峰前缘形态，盂肱韧带。横轴位——主要观察盂唇、肱二头肌肌腱、肩胛下肌腱。

3. 盂肱韧带磁共振成像

盂肱韧带是一种位于肩关节内的结构，它主要负责维持肱骨头的稳定。磁共振成像（MRI）是一种非侵入性的成像技术，非常适用于关节软组织的检查。分辨盂肱韧带可以通过下列步骤进行。

（1）选择适当的成像方式：盂肱韧带的图像信号与周围组织区别不大，因此需要选择高分辨率、高对比度的成像方式。例如，通过使用特殊的序列（如PD FS序列）可以显著增加盂肱韧带的识别度。

（2）进行多平面成像：由于盂肱韧带的位置深处髋关节的内部，为了更好地获取其图像，并且确定它与周围组织的关系，需要进行多平面成像。这样不仅能够更好地确定盂肱韧带的解剖位置，而且可以详细地分析横切面、冠状面和矢状面的图像。

（3）根据标志标准进行判断：在MRI图像中，识别盂肱韧带通常可以参考如信号、形态和位置等类型的特征，这些特征通常可以由医学专家根据其经验进行判断。

（4）辅助方法：在实际操作中，还可以通过对比剂、翻转角度、增加空间分辨率等技术手段辅助判断。例如，可以在成像前注射对比剂来增强盂肱韧带的成像信号；或者通过提高空间分辨率和重建方式改善图像质量。

MRI 识别盂肱韧带需要依据多个方面的特征，并借助适当的辅助技术进行判断，只有综合运用这些手段判定最终结果，才能够准确、有效地识别盂肱韧带。

4. 肩关节磁共振检查报告的内容

（1）检查方法：应描述使用的磁共振影像成像技术，采用的磁场强度、脉冲重复时间和脉冲间隔等相关参数。

（2）肩关节骨性结构评估：该部分应包括肱骨头、肩胛骨、锁骨、关节软骨等关节骨性部分的评估，如骨质异常、关节面损伤等。

（3）肩袖肌群和肩袖韧带评估：该部分包括肩袖肌群、肌腱和肩关节韧带的评估，关节间隙和软组织评估。如肌腱损伤、撕裂、肌肉拉伤、关节积液、滑囊炎等。

（4）诊断和医学建议：应该描述检测结果，明确肩关节是否存在任何异常或病变，对肩关节疾病的预后和治疗方案作出可选建议。

第二章　肩袖损伤

第一节　概　述

肩袖是由四个肌腱形成的肌腱环，从后、上、前面围绕着肩关节，包括肩胛下肌及肌腱、冈上肌及肌腱、冈下肌及肌腱、小圆肌及肌腱。肩袖损伤是指其中一个或多个肌腱部分或全部断裂或破裂，是一种较为常见的运动损伤，病因尚未完全明确，目前存在以下学说：退变和外伤学说、撞击学说、乏血管区学说。肩袖损伤多发生在40岁以上人群中，多发生于优势肩，随着年龄的增加，肌肉变老化，肌腱的弹性和韧度下降，以及肩部关节稳定性降低，会增加肩袖损伤的风险。男性中肩袖损伤的发生率较高，可能与男性从事更加剧烈的体育锻炼、工作和生活方式有关。肩袖损伤多与频繁的肩部运动或重复运动有关，如棒球、篮球、排球等需要进行overhead运动的活动，以及重复抬起和搬运重物的职业。糖尿病、高血压、血脂异常等慢性疾病，以及肩部肥大症、肩部退化等疾病和异常状况与肩袖损伤的风险增加有一定关系。此外，肩部外力作用、肩部急性扭伤、体形过胖、不良姿势等因素也可能增加肩袖损伤的发生率。

肩袖损伤的流行病学特征与多种因素相关。了解这些特征以及相关因素，对于预防肩袖损伤的发生具有一定的意义。同时，在肩部运动或受伤后，及时进行适当的保健、康复锻炼，也对预防肩袖损伤具有重要的作用。

第二节　肩袖损伤分类与分级

肩袖损伤是指肩袖四个肌腱之一或多个的损伤，可根据损伤的部位和严重程度分为不同的类型。根据肩袖损伤的不同特点，临床上通常将肩袖损伤分为许多不同的类型，下面是几种常见的肩袖损伤分类。

1. 部分损伤和完全损伤

肩袖损伤分为部分损伤和完全损伤两种类型。具体来说，它们的区别在于肌腱是否完全撕裂。

（1）部分损伤：肩袖部分损伤通常是指肌腱的表面或纤维组织成分有缺陷或断裂。例如，肩袖部分损伤可能是肩袖肌肉组织的部分轻微拉伤或轻度劳损，但整个肩袖肌肉没有完全失去肌力或撕裂。又可分为：关节面撕裂、滑囊表面撕裂和肌腱内撕裂，其中关节面撕裂较为常见，多与肩关节不稳定相关。撞击综合征则多导致滑囊面撕裂。

（2）完全损伤：肩袖完全损伤要比部分损伤更为严重，这种情况下肌腱已经完全撕裂。因此，完全肩袖损伤涉及肌腱全部或部分断裂，导致肌腱分离和肌肉失去肌力。例如，完全肩袖损伤可能是肩袖全部肌腱完全撕裂，表现为强烈的疼痛，失去肌力，出现丘疹或淤血等症状。

肌腱肩袖部分损伤通常不需要手术治疗，通过保守治疗，如物理治疗和肌肉锻炼康复，肌肉在 3 ~ 6 个月内可恢复；而完全损伤通常需要手术治疗才能恢复肩部功能。无论哪种类型的肩袖损伤，早期诊断和治疗都对减轻临床症状起到重要作用。

2. 损伤部位

肩袖损伤可分为肱骨头侧、冠状缝侧、冈上肌肌腱、冈下肌肌腱等不同部位损伤。

3. 肩袖损伤的严重程度分级标准

（1）一级肩袖损伤：肩袖肌群轻微劳损，无撕裂或撕裂很小。

（2）二级肩袖损伤：肩袖肌群撕裂程度较轻，但已经超过了肌腱的 50%。

（3）三级肩袖损伤：肩袖肌群撕裂很明显，并且已超过了肌腱的 75%。

（4）四级肩袖损伤：肩袖肌群完全撕裂，肌腱组织连续性中断，需要手术进行修复。

肩袖损伤的严重程度分级，与撕裂的肌腱百分比相关，撕裂程度越重病情越严重，需要针对不同程度的损伤制定不同的治疗方案。在这些评估中，必要时可能需要进行影像学检查，如磁共振来帮助确定肩袖肌群的损伤程度和位置。

4. 骨性损伤

当肩袖损伤严重时，还可能伴有肱骨头或肩胛骨骨折等骨性损伤，此时需要针对骨性损伤进行相应治疗。

第三节 肩袖损伤的影像检查

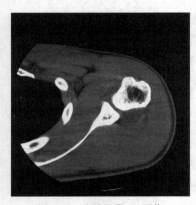

图 2-4 肩袖损伤 CT 图像
仅显示关节积液

肩袖损伤的严重程度判断主要依靠磁共振成像（MRI）检查。

MRI 提供了非常清晰的软组织图像，可以更加清楚地显示肌腱和其他软组织的损伤程度。CT 检查通常用于检查骨性结构和关节的解剖结构，因为 CT 可以提供软组织成像和高分辨率的骨窗成像（图 2-4）。但是，对于软组织如肩袖肌群等结构的展现，MRI 则更为准确。因此，在评估肩袖损伤程度时，MRI 通常被视为首选的影像学检查方法。

1. 一级肩袖损伤的 MR 不同序列扫描征象

一级肩袖损伤通常是肌腱或肌肉的轻微拉伤或劳损，与正常的肌肉或肌腱组织密度和信号相似。因此，一级肩袖损伤的信号在磁共振成像上通常不会显示出明显异常。

在磁共振成像中，肩袖组织的信号主要与组织的 T1 和 T2 弛豫时间有关。正常肌肉和肌腱组织的信号通常是 T1 和 T2 序列上的中间信号强度。而在一级肩袖损伤病变中，肌肉和肌腱组织的信号通常与正常组织的信号相似，呈现为中间信号强度，没有太大改变。

在 MRI 扫描中，一级肩袖损伤区域可以出现轻微的局部水肿，但这种水肿通常是微小、不易发现的，在 MRI 中可能是阴性结果。因此，如果怀疑肩袖损伤，除了进行磁共振成像检查以外，还应结合患者的病史、症状、体检和其他辅助检查进行全面评估。

2. 二级肩袖损伤的 MR 不同序列扫描征象 （图 2-5）

二级肩袖损伤通常是肌腱或肌肉的部分撕裂或损伤，并可能涉及肩袖骨性附着点周围的骨质增生或缺损。在磁共振成像中，不同的序列可以提供不同的信息，有助于评估肩袖损伤的程度和位置。

（1）T1 加权图像序列：T1 加权图像序列可以显示组织信号和形态。对于肌肉和肌腱的损伤，通常表现为信号强度略低于正常的肌肉和肌腱组织。在 T1 加权图像上，二级肩袖损伤的表现通常为局部区域肌肉或肌腱的低信号强度。

（2）T2 加权图像序列：T2 加权图像序列更适合显示水分和水肿的变化。在二级肩袖损伤中，受损的肌肉和肌腱周围常常会有液体聚集，形成水肿。在 T2 加权图像上，水肿表现为信号强度高于正常的肌肉和肌腱组织。此外，在 T2 加权图像序列中，钙化物可以呈现出低信号强度，有助于准确评估肩袖周围钙化物的分布和数量。

（3）脂肪抑制加权图像序列：肩袖周围的脂肪组织在不同序列的 MRI 中信号强度差异较大，使用脂肪抑制加权图像序列可抑制肩袖周围脂肪组织的信号，从而提高水肿的检出率。

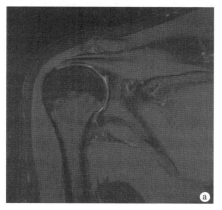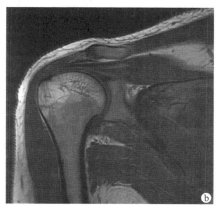

图 2 - 5 二级肩袖损伤 MR 冠状位图像

a. PDWI；b. T1WI

3. 三级以上肩袖损伤 MR 不同序列扫描征象（图 2 - 6）

三级以上肩袖损伤是指肩袖肌肉和肌腱的大部分或完全撕裂，有明显的肌肉萎缩和肩部运动受限。

（1）T1 加权图像序列：在 T1 加权图像上，由于肩袖肌肉和肌腱的撕裂，肩袖周围组织通常显示为低信号强度。此外，可能会表现为骨质部分缺失和明显的变形。

（2）T2 加权图像序列：在 T2 加权图像上，由于肩袖组织损伤导致水分和水肿的变化，肩袖周围液体信号强度通常会显著增加，表现为高信号强度区域。同时，存在周围肌肉萎缩和肌腱断裂，这些组织往往呈现低信号。

（3）脂肪抑制加权图像序列：在脂肪抑制加权图像上，由于肌肉萎缩、肌肉和肌腱撕裂所产生的水肿等，肩袖周围可能会显示一些较异常区域，所以具有更好的边缘清晰度。

（4）增强 MRI：增强 MRI 通常用于检查肩袖部位的肿瘤性和非瘤性病变。当肩袖发生损伤时，可能会引起局部肌肉的炎症反应，增强后的磁共振信号表现为高信号强度。此外，肩袖周围可能会存在炎症、渗出、脂肪浸润等病变，增强后的磁共振信号可以显示这些情况。

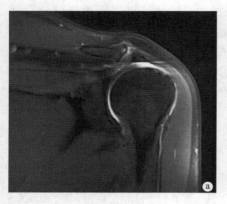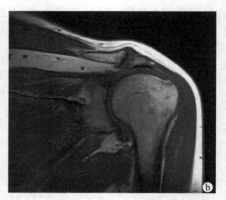

图 2 - 6　三级肩袖损伤 MR 冠状位图像

a. PDWI；b. T1WI

4. 肩袖损伤的磁共振征象及报告

（1）肩袖损伤 MR 直接征象：肌腱病（慢性损伤）——肌腱增厚，T2WI 信号非均匀；部分撕裂——T2WI 肌腱内部液体信号；全层撕裂——液体信号穿过肌腱。

（2）肩袖撕裂间接征象：肩峰下/三角肌下滑囊积液；肩峰和锁骨形态；肌肉萎缩。

（3）肩袖损伤的 MR 报告通常包括以下条目：①患者信息：包括姓名、年龄、性别等个人基本信息。②检查时间和部位：列明该次磁共振检查的具体时间和部位，指出所检查的肩袖肌群、肌腱或其他部位。③影像描述：描述成像质量、成像方向、成像平面和成像序列等信息。④肌腱损伤评估：描述肩袖肌腱的损伤情况，包括肩袖肌群中哪个或哪些肌腱受损以及损伤的程度和范围。⑤关节和软组织评估：描述肩关节和周围软组织的情况，包括是否有炎症、关节囊肿胀、切迹引发的软组织损伤等。⑥单侧或双侧比较：如果患者同意，可以将患侧与对侧进行比较，以确定是否存在侧差异。⑦诊断：根据成像结果和上述信息，作出相应的诊断。⑧建议：根据成像结果和诊断，提供相应的治疗建议。

（4）治疗选择：①非手术治疗：休息、冰敷、改变运动方式、非甾体消炎镇痛药物、肩袖加强训练、类固醇注射；这些措施常针对肩袖退行性病变合并部分撕裂或继发于撞击的症状；非手术治疗不适合超过50%厚度撕裂或年轻可治疗的急性肩袖撕裂。②手术治疗：原则——年轻患者肩袖撕裂、部分撕裂非手术治疗无效、老年患者全层撕裂伴疼痛；技术——关节镜技术、切开技术。

（5）注意事项：包括需要注意的问题，需要做哪些安排，以及本次检查结果与之前检查结果的比较等。

第三章　BANKART 损伤

BANKART 损伤是肩关节前下盂唇撕脱伴或不伴相应区域关节骨膜的撕脱或剥离，指肩胛骨下缘的前下方存在于肩袖盂和盂唇位置的软骨组织和韧带区域损伤的病理状态，通常是由肩关节的前脱臼引起的。BANKART 损伤通常涉及肩关节的前支撑和稳定性，可以导致肩胛骨前倾和肩臂骨前滑。BANKART 损伤的常见症状包括肩关节的疼痛、不稳定和肩臂骨前方移位等。严重的 BANKART 损伤可能会导致肩关节失去正常的运动能力和功能，甚至会影响肌肉发育和手臂的力量。

BANKART 损伤的治疗通常取决于损伤的严重程度和有无复发的风险。对于一般的损伤，可通过物理疗法和康复来改善症状和加强肩关节的支持和稳定。对于严重损伤，可能需要手术矫正和修复肩袖盂位置、盂唇韧带和环形软骨组织等问题。BANKART 损伤的诊断主要依靠影像学检查，包括磁共振成像（MRI）和计算机断层扫描（CT）。MRI 是检测软组织（如盂唇韧带、肌肉、韧带等）损伤的常用方法，而 CT 主要用于评估骨性结构和关节唇。

对于 BANKART 损伤的诊断，MRI 是一种非侵入性的、无辐射的检查方法，可以提供较高的软组织对比和更准确的肌腱、韧带等软组织的评估和定位。在影像检查中，肩关节常用的成像序列包括 T1 加权、T2 加权脂肪抑制和肩关节螺旋 CT 等，这些序列可以提供有关 BANKART 损伤的详细信息，如盂唇、肩袖韧带、肱骨头撞击等情况。

而 CT 检查则可以提供更精确的骨性结构和关节唇的评估，能够直接显示肩关节前部和后部骨性结构的细节，以及盂唇位置的可见性。在 CT 检查中，可以使用三维重建技术，通过多角度成像、侧面投照等方法获得更全面、立体的肩关节图像，更容易发现医学影像学异常，更准确诊断 BANKART 损伤。

第一节　BANKART 损伤分类和分级

BANKART 损伤通常可以按照其损伤的程度和特点进行分类。

（1）轻度 BANKART 损伤：这种损伤通常涉及盂唇的小局部撕裂，没有肩关节脱位。因此，通常通过康复训练和物理治疗进行治疗。

（2）中度 BANKART 损伤：这种损伤通常涉及盂唇的撕裂和粘连。同时存在轻度肩关节的前脱臼倾向。

（3）重度 BANKART 损伤：这种损伤是肩关节前脱臼的严重后果，涉及盂唇的广泛撕裂，肩关节韧带或肌肉损伤，关节唇或冈上肌腱脱离，并且存在肩关节的前脱臼。

（4）盂唇周围撕裂伴 BANKART 损伤：这种损伤形式涉及盂唇的完整破裂，同时存在肩袖肌腱的部分撕裂和肩关节的部分脱臼。

（5）肱二头肌长头腱滑车位移伴 BANKART 损伤：这种情况下，肩胛骨的肱骨头滑车和肱二头肌肌腱部分或完全离开了肱骨头。与此同时，也会伴随着盂唇短而小的裂口或撕裂。

肩关节损伤的情况复杂多样，所以在每个个体患者中，医生需要对损伤进行详细评估和分类，才能为其提供个性化的治疗方案。

第二节 BANKART 损伤的 X 线及 CT 表现

BANKART 损伤通常与其他肩部骨折伴随出现；可能导致肩关节间隙的变窄或增加；可能导致肩关节位置的不稳定，这可以通过 X 线来确定（图 2 - 7）。

1. BANKART 损伤的 CT 征象（图 2 - 8）

（1）肩袖盂的前部缺损：BAN-KART 损伤通常涉及肩袖盂前部、盂唇位置的软骨和关节唇组织的损伤和

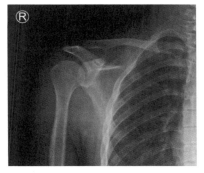

图 2 - 7 BANKART 损伤 X 线图像
关节间隙增宽

脱落。CT 表现为前部肩袖盂的缺损、盂唇组织破裂以及相关的骨性撕脱伤。

（2）盂唇撕裂：BANKART 损伤还可能引起盂唇组织的撕裂，这种损伤在 CT 成像中表现为缺损、分离，并可能伴有骨性断裂。

（3）肱骨头外缘的海绵状骨质改变：由于肱骨头和盂唇的角度转变，BANKART 损伤可以导致肱骨头外缘骨质的损伤或缺损。

（4）Shoulder Hill - Sachs 变形：BANKART 损伤可能与肱骨头转位和局限骨性撕脱相关，并导致相关的球形关节肩部骨性变形。肱骨头顶端上的缺损可以被钝化，形成瓦楞形改变。

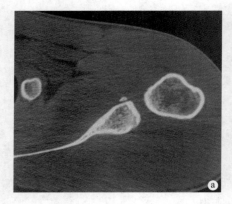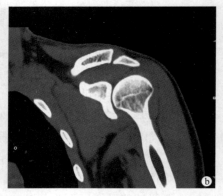

图 2 - 8　BANKART 损伤 CT 图像

a. 肩关节 CT 平扫示肩胛骨撕脱骨折；b. 肩关节 CT 冠状位重建示肩关节半脱位

（5）肩胛骨的骨性斜面变形：BANKART 损伤可以引起肩胛骨内侧的肩胛肌腱部分慢性分离，导致肩胛骨相对上升和内旋。这种挤压也可能导致肩胛骨内轮廓的改变和骨性斜面的形成。

CT 扫描可通过对肩胛骨、肱骨头在不同平面下、角度下的图像细节获取 BANKART 损伤的诸多数据。通过这些数据，医生可以评估 BANKART 损伤的严重程度，选择最适合患者的治疗方法，并针对治疗方案进行会诊。

2. BANKART 损伤的 CT 报告

（1）扫描部位：报告应详细说明进行了肩关节的哪部分扫描，以及扫描层面、方向等信息。盂唇及肩袖盂缺损：报告应描述盂唇及肩袖盂前部的缺损形态和大小，以及相关的局部软骨和关节唇组织的损伤情况。

（2）肩胛骨的丘形突及关节软骨：CT 扫描可以显示肩臂骨的轮廓、球形切迹和肩臂骨缺损等，报告应描述这些结构的异常情况。

（3）肱骨头的海绵状改变和 Hill – Sachs 变形：报告应描述肱骨头外缘的海绵质骨缺损和 Head – Putti 槽的异常情况。

（4）肩袖肌腱和其他软组织的损伤：CT 扫描可以显示肩袖肌腱和其他软组织的撕裂、破裂或撕脱情况，报告应描述这些结构的异常情况。

（5）其他伴随性损伤：在 CT 图像中还可能出现其他伴随性损伤，如肩胛骨的内旋、倾斜等情况，报告应描述并记录这些异常。

（6）严重程度的描述：报告应根据上述异常的严重程度，描述 BANKART 损伤的程度和影响，提供针对性的治疗方案。

第三节　BANKART 损伤的磁共振表现

1. BANKART 损伤的 MRI 征象

（1）T1 加权成像（T1WI）：T1WI 可以显示软骨、韧带和肌腱等组织的正常形态和分布，以及 BANKART 损伤导致的相关病变。在 T1WI 上，BANKART 损伤通常表现为盂唇前部的低信号区域，以及相关软组织和韧带的撕裂或脱位等异常。

（2）T2 加权成像（T2WI）：T2WI 可以显示肩关节软组织病变，如肩袖肌腱和关节唇等损伤，以及液体积聚、水肿和炎性病变等。在 T2WI 上，BAN-KART 损伤通常表现为盂唇前部的高信号区域，以及相关的软组织分离和损伤（图 2 - 9）。

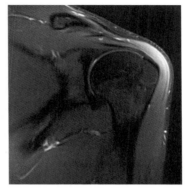

图 2 - 9　BANKART 损伤的磁共振图像
T2WI 冠状位

（3）快速恢复快速自旋回波（FSE）序列：FSE 序列可以产生高分辨率影像，显示肩部软组织的详细解剖结构，以及肩袖肌腱和关节唇等损伤病变的局部解剖。

（4）三维 MRI：三维 MRI 可以显示盂唇和肩袖盂的三维结构，以及与 BANKART 损伤相关的整体肩关节形态和解剖结构。

除了上述常用的 MRI 序列，还有一些高级 MRI 技术，如磁共振弹性成像、磁共振造影等技术，可以进一步提高对 BANKART 损伤的诊断准确性和鉴别诊断能力。

2. MRI 诊断 BANKART 损伤时的主要鉴别诊断

（1）Hill - Sachs 凹陷：Hill - Sachs 凹陷是肱骨头压迫肩胛骨时产生的骨性凹陷。在 MRI 成像中，Hill - Sachs 凹陷表现为肱骨头损伤的高信号区域，通常位于肱骨头后上方。与 BANKART 损伤相比，Hill - Sachs 凹陷通常显示为局部骨质缺损，而不会涉及盂唇前部的软骨和关节唇组织损伤。

（2）肩袖肌腱损伤：肩袖肌腱损伤包括部分撕裂、完全撕裂或脱位等。在 MRI 中，肩袖肌腱损伤表现为局部信号异常和肱二头肌肌腱与肱三头肌肌腱之间空隙的增大等，而这些表现不一定与 BANKART 损伤相关。

（3）肩部骨折：在肩部骨折中，肩关节周围的骨骼结构可能会受到不同程度的破坏。在 MRI 中，肩部骨折可以表现为局部骨皮质断裂缺损，而这些表现也需要与 BANKART 损伤作出区别。

需要特别注意的是，MRI 只能提供对 BANKART 损伤的较为直观的解剖信息，对于不明确或疑难的病例，还需要进一步进行辅助诊断。因此，在进行 MRI 诊断 BANKART 损伤之前，医生应对可能的鉴别诊断进行详细的了解，并结合临床表现和其他影像学检查结果进行综合分析。

3. BANKART 损伤的 MRI 报告

（1）扫描部位：报告应说明进行了哪侧肩关节的 MRI 扫描，以及扫描的层面、方向等信息。

（2）盂唇及肩袖盂缺损：报告应描述盂唇及肩袖盂前部的缺损形态和大小，以及相关的局部软骨和关节唇组织的损伤情况。

（3）肩臂骨的丘形突及关节软骨：MRI 可以显示肩胛骨的头部轮廓、球形切迹和肩臂骨缺损等，报告应描述这些结构的异常情况。

（4）肱骨头的海绵状改变和 Hill – Sachs 变形：报告应描述肱骨头外缘的海绵质骨缺损和 Head – Putti 槽的异常情况。

（5）肩袖肌腱和其他软组织的损伤：MRI 可以显示肩袖肌腱和其他软组织的撕裂、破裂或撕脱情况，报告应描述这些结构的异常情况。

（6）其他伴随性损伤：在 MRI 图像中还可能出现其他伴随性损伤，如肩胛骨的内旋、倾斜等情况，报告应描述并记录这些异常。

（7）严重程度的描述：报告应根据上述异常的严重程度，描述 BANKART 损伤的程度和影响，提供针对性的治疗方案。

第四章　SLAP 损伤

SLAP 损伤是指上盂唇前－后向撕裂（SLAP）发生在肩胛带前上缘的肩袖带附着点，包括肩袖带和肱二头肌长头腱的附着点。这种损伤通常发生在年轻的运动员和需要频繁使用上肢的人士身上，如棒球运动员、网球选手和举重运动员等。SLAP 损伤可能是由于创伤、力臂损伤、肩腔紊乱以及持续性反复使用而导致肩袖带受损。常见的症状包括：肩部疼痛和不适；肩关节的不稳定性感觉；弱肌肉；肩部活动度限制；从肩部向手臂放射的疼痛；肩关节骨折或化脓等严重症状。

第一节　SLAP 损伤分型

SLAP 损伤分型如下所述。

（1）SLAP－Ⅰ型：上唇－肱二头肌肌腱附着点纤维的轻微撕裂或局部松动，相对较轻的损伤。

（2）SLAP－Ⅱ型：上唇－肱二头肌肌腱附着点的断裂或损伤，为较为常见的 SLAP 损伤类型。

（3）SLAP－Ⅲ型：上唇－肱二头肌肌腱附着点断裂并延伸至肩袖带，常见于肩胛带前上方撕裂的情况。

（4）SLAP－Ⅳ型：上唇－肱二头肌肌腱附着点断裂并延伸至肩袖带和肱二头肌长头腱，为 SLAP 损伤中最严重的类型。

第二节　SLAP 损伤的 X 线表现

SLAP 损伤的 X 线表现通常不明显或者没有表现，因为 X 线成像不能有效地显示肩袖带、盂唇和肱二头肌长头腱等软组织结构，并且这些软组织结构的损伤也不会引起明显的骨质改变。在 SLAP 损伤的诊治中，X 线仅起到排除肩部骨折、肱骨头缺血坏死等并发症的作用，不能够直接诊断 SLAP 损伤。但是，有些 SLAP 损伤患者可能会出现以下一些 X 线异常表现，这些结果可能提示 SLAP 损伤的可能性，需要进一步进行其他成像检查以进行诊断（图 2－10）。

（1）肩关节不稳定性：SLAP 损伤可能导致肩关节的不稳定性，这

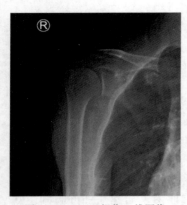

图 2 - 10　SLAP 损伤 X 线图像
肩关节对位不良

可能在 X 线上表现为肩胛骨位置异常、肩关节前移或下移、上肢外旋、缩小等。

（2）肩关节轨迹异常：由于肩袖带前方部分或肱二头肌长头腱失去支持，可能导致肩关节的轨迹异常，进而导致肩关节张力不足等表现，并可在 X 线上部分呈现。

（3）肱骨头的骨质增生：有时肩袖带的损伤可能会导致肩关节的过度磨损，随之而来的是肱骨头的骨质增生，可能在 X 线图像上被发现。

第三节　SLAP 损伤的 CT 表现

计算机断层扫描（CT）检查在诊断 SLAP 损伤方面的作用有限，它不能有效地显示肩袖带、盂唇和肱二头肌长头腱等软组织结构，因此对于诊断 SLAP 损伤来说，MRI 是更好的成像检查方法。但是，CT 检查对于评估肱骨头缺血性坏死、骨骼结构异常、骨折或肩胛骨畸形等并发症是有用的。CT 检查能够非常清晰地显示骨骼结构，方便判断关节植入物和其他骨科手术的后效，有时还可以检测到软组织钙化和骨质增生，但对于评估 SLAP 损伤的软组织结构损伤情况，在检测上不如 MRI 检查。因此，在诊断 SLAP 损伤时，CT 检查通常不是首选的成像方式。

CT 检查通常很难直接显示 SLAP 损伤的软组织结构损伤情况，因为 CT 成像技术主要显示骨骼结构，而不能有效显示肩袖带、盂唇和肱二头肌长头腱等软组织结构的断裂或损伤。也就是说，SLAP 损伤的蛛丝马迹在 CT 检查中难以被直接发现。

然而，一些与 SLAP 损伤相关的疾病可能在 CT 检查中被发现，包括以下几种。

（1）肱骨头缺血性坏死：SLAP 损伤可能会导致肱骨头缺血性坏死，引起骨量减少、骨密度变低，肱骨头也会变形，可以通过 CT 检查进行发现（图 2 - 11）。

（2）肩胛骨畸形：SLAP 损伤可以导致肩胛带前倾，肩胛骨上部分上翘、拉长和外旋。这些肩胛骨的形态改变可以在 CT 扫描中被观察到。

（3）炎症、滑膜肥厚等：有时 SLAP 损伤可能与肩关节的炎症、滑膜肥厚等并发症相关，这些病理改变可能通过 CT 扫描被发现，但不能直接显示 SLAP 损伤的初始病理改变。

CT 扫描在 SLAP 损伤的诊断中相对较少使用，主要用于检测可能存在的并发症，而对于直接诊断肩袖带、盂唇和肱二头肌长头腱等软组织结构的损伤情况来说，MRI 仍然是更为准确的成像检查方法。

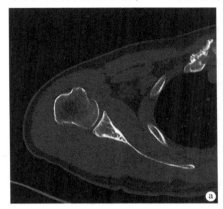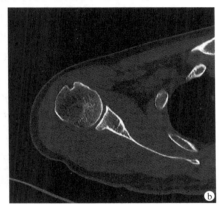

图 2-11　SLAP 损伤 CT 图像

a. 肩关节 CT 平扫 SLAP 损伤肱骨头轻度变形；b. 肩关节 CT 平扫同一患者肱骨头大结节层面

第四节　SLAP 损伤的磁共振表现

1. SLAP 损伤的 MRI 征象

（1）T1 加权成像（T1WI）：对于诊断 SLAP 损伤来说，T1WI 并不是最佳 MRI 序列，T1 信号主要用于显示解剖结构和组织密度，而不是软组织的病变。在 T1WI 成像中，SLAP 损伤不容易被识别或细致展示。

（2）T2 加权成像（T2WI）：T2WI 是磁共振成像（MRI）中使用的一种图像序列，能够对组织和结构的水分含量进行强调，对于 SLAP 损伤的诊断有很高的敏感性。T2WI 对于 SLAP 损伤的软组织损伤特别敏感，可以清晰地显示肩袖带、盂唇和肱二头肌长头腱等软组织结构的水肿、炎症、裂隙和撕裂等病变特征。典型的 MRI 表现包括：肩袖带和肱二头肌长头腱的水肿和炎症，可能提示肩袖带或肱二头肌长头腱的轻微或中度损伤。肩袖带分离或盂唇撕裂的 MRI 表现包括下传的矢状面图像中，肩袖带和盂唇在肱骨头上方的位置看起来低于标准肩袖带位置的表现，同时伴有撕裂等病变。T2WI 还可以检测到肩袖带和盂唇的局部裂隙和撕裂、游离边缘等表现，对于更准确地评估 SLAP 损伤的类型和程度提供了有力帮助。

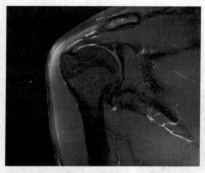

图 2–12　SLAP 损伤 FS T2WI 冠状位图像

（3）脂肪饱和加权 T2 序列（FS T2WI）：这种序列可以帮助显示比 T2WI 更准确的软组织撕裂和骨骼周围液体。对于 SLAP 损伤，这种序列可能显示更准确的信号，帮助更准确地检测软组织的撕裂和软骨的损伤（图 2–12）。

这些 MRI 序列通常是在不同方向（如冠状面、矢状面和横断面）进行成像，以获取更准确和完整的诊断信息。

2. SLAP 损伤的 MRI 报告

（1）陈述患者信息：应该在报告中记录患者的基本信息，如姓名、性别、年龄、病史等，以及 MRI 扫描的时间和测试部位。

（2）报告格式清晰：在描述 MRI 成像时，应按照冠状面、横断面、矢状面的顺序，清晰地描述被扫描区域和观察到的异常信号强度等相关的异常结构、形态和特征。描述所发现的 MRI 表现如下。

①描述 SLAP 损伤的部位和类型：如肩袖带、盂唇或肱二头肌长头腱等结构的损伤部位、撕裂类型等情况。

②描述损伤的严重程度：应按照损伤程度高低，详细叙述损伤的轻微到严重程度。

③补充说明：如果诊断结果需要补充说明，如可能存在的并发症、下一步治疗建议等，也应该在报告中进行说明。

④合理使用术语：在撰写报告时使用标准的医学术语，并严禁使用任何可能引起误会或歧义的语句。

第五章　肱骨骨折

肱骨骨折通常是由直接暴力或间接暴力导致的肱骨骨折。如重物撞击挤压、打击或扑倒时手或肘部着地，暴力经前臂或肘部传至各部位。肱骨骨折可导致疼痛、肿胀、活动受限等症状，严重的情况还可能波及周围神经血管，并引起关节僵硬、肌萎缩、骨化不全等并发症。肱骨骨折常需通过 X 线片、CT 及 MRI 等成像技术进行诊断，针对不同类型的骨折，可采取不同的治疗方法，如保守治疗和手术治疗等。

第一节　肱骨骨折分类

1. 根据骨折部位分类

（1）肱骨近端骨折：肱骨头至外科颈下 1～2cm，肱骨头部分或全部骨折，包括解剖颈骨折、外科颈骨折、大结节骨折等。

（2）肱骨干骨折：肱骨干部位骨折，包括中干骨折、下干骨折等。

（3）肱骨远端骨折：外侧髁或鱼际间骨折，多见于小儿肱骨髁上骨折（青枝骨折）。

2. 根据骨折类型分类

（1）横行骨折：骨折线横向，直接力作用下常见。

（2）纵向骨折：骨折线沿骨干、颈轴方向。

（3）斜行骨折：骨折线斜向长轴，多由侧向或者旋转力作用形成。

（4）螺旋骨折：骨折线呈螺旋状，多由受扭力作用导致。

（5）粉碎性骨折：骨折部位有三个或以上的碎片。

（6）压缩骨折：骨折部位被压缩变形，多由高能量外伤、悬吊坠落等原因造成。

3. 根据骨折程度分类

（1）稳定性骨折：骨折后断端移位很小，容易恢复。

（2）中度稳定性骨折：断端移位较大，恢复需要多方位修复或伴有器械固定。

（3）不稳定性骨折：骨折后断端明显移位，需要进行紧急外科手术固定治疗。

（4）血管神经损伤性骨折：骨折后合并有动脉、深静脉、神经损伤。

第二节　肱骨骨折的 X 线表现

1. 肱骨骨折的 X 线征象

（1）骨折线：在 X 线片上可以清晰地观察到肱骨骨折线及其走行方向，其形态可以是横向、纵向、斜行、螺旋等形态；骨折断端对位对线情况，骨质压缩或嵌插，儿童青枝骨折及骨骺、干骺端异常等。

（2）骨折断端伴切口：若骨折处较为严重，发生了断端完全移位的情况，此时多伴有皮肤创口。

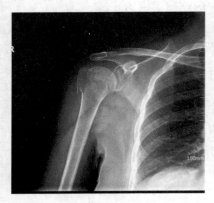

图 2 - 13　肱骨骨折 X 线正位图像

（3）周围结构变化：肱骨骨折还会影响周围的肌肉、神经、血管等组织，如伴有韧带损伤和血管、神经受压等情况，可以在 X 线片上看到相应的影像改变（图 2-13）。

2. 肱骨骨折 X 线片的注意事项

肱骨骨折 X 线片通常需要两个体位的拍摄来辅助诊断。

（1）前后位：是最常用的体位之一，患者需将上肢自然放在身体两侧，并将手掌朝内或朝外旋转，以充分显示肱骨的前后面。在该体位下，医生可以清楚地观察到肱骨干骨折、上臂骨干骨折等的位置，大致可分为肱骨中上、中下和下部轮廓。

（2）侧位：侧位用于鉴别和定位肱骨颈部和肱骨头骨折。患者需将拍摄侧上臂上拉至头顶，从侧面拍摄。在该体位下，医生可清晰地辨认肱骨颈部和肱骨头的轮廓及有无骨折现象。

如果需要进一步了解骨折的详细情况，还可以对肘部进行斜位、伸直位和屈曲位等多个方位的 X 线片拍摄，以全面评估肘部关节和周围软组织的情况。

肱骨骨折 X 线片的拍摄需要在医生指导和协助下进行，以充分显示肱骨骨折的位置和程度，协助医生进行正确的诊断，制定合理的治疗方案。

3. 肱骨骨折的 X 线报告

（1）填写完整的患者基本信息：医生在填写 X 线报告时需要包括患者的姓名、性别、年龄、就诊日期等基本信息，确保信息准确无误。

（2）描述骨折位置和类型：医生需要对肱骨骨折的位置和类型进行详细描述，包括骨折的部位、形态和程度等，并注明骨折是否移位，有无合并其他损伤。

（3）评估 X 线片质量：医生需要对拍摄的 X 线片进行质量评估，包括片子是否过曝或过暗，拍摄是否清晰、充分显示相关部位和骨折情况。

（4）结论和建议：在报告中需要对肱骨骨折的情况进行结论并提出治疗建议，如手术治疗或保守治疗、康复训练等；同时可以添加进一步检查的建议、观察时间和治疗效果评估等内容。

（5）报告格式和规范：医生需要保证报告格式规范，通顺易懂，语言简洁准确，并注意书写规范等问题；同时应该谨慎使用医学术语和缩略词，以免造成误解。

总之，对于肱骨骨折 X 线报告的编写，医生需要仔细观察和分析 X 线片，系统评估骨折的位置、类型和程度等，提出确切的诊断和治疗建议，保证报告的准确性和实用性，为患者提供专业的医疗服务。

第三节　肱骨骨折的 CT 表现

肱骨骨折的 CT 检查可以更清晰地显示肱骨骨折的具体情况，可以显示更清晰的骨折线。相对于 X 线片而言，CT 检查可更清晰地观察到骨折线的形态和分布，如骨折的长度、方向、位置和程度。通过 CT 扫描三维重建，可从多个不同角度获得断层图像，利用计算机软件生成三维重建模型，可直观地显示骨折的位置、程度和关系，并辅助医师制定手术计划等。CT 检查可以显示肱骨骨折周围的所有组织与结构，如肌肉、血管、神经等，有助于判断骨折的类型、程度、裂隙等。CT 检查还可以明确地显示肱骨骨折段移位和错位变化，使医师更好地判断骨折移位方向，并制定相应的治疗方案。

总之，CT 检查可提供更清晰、更准确的肱骨骨折图像信息，有助于医师制定更全面和个体化的治疗方案，并对骨折的预后进行更准确的评估。

（1）骨折线：通过 CT 扫描可以清晰显示肱骨骨折的位置、形态和类型等信息，骨折线可以是横向、纵向、斜行、螺旋等形态，也可能是多发的粉碎性骨折等情况。

（2）骨断端移位：可清晰呈现肱骨骨折后骨折段的位置和移位程

度，包括上下方向和前后方向的移位，也可以在多平面进行重建呈现。

（3）骨质缺损和骨质增生：骨折过程中可同时导致断端骨质损伤和骨质增生，这些变化可通过 CT 图像清晰展示。

（4）周围结构受损：肱骨骨折通常伴随周围血管、神经、肌肉和韧带等组织的受损，这些结构的受损和异常信号可通过 CT 图像进行检测。

（5）3D 重建：通过 CT 图像的三维重建，可以更全面地观察肱骨骨折的形态和移位情况，同时还可以模拟手术过程进行手术规划。

通过 CT 检查了解肱骨骨折的类型、位置、严重程度和相关的损伤情况（图 2 - 14）。

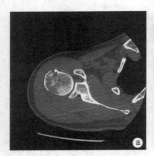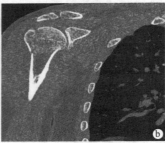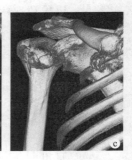

图 2 - 14　肱骨骨折图像

a. 肱骨头骨折患者 CT 平扫；b. 同一患者 CT 冠状位重建；c. 同一患者 VR 重建

第四节　肱骨骨折的磁共振表现

磁共振成像可以很好地显示肱骨骨折的位置和严重程度，为确诊和治疗提供重要信息。

（1）T1 加权成像（T1WI）：在 T1WI 图像中，肱骨骨折通常显示为低信号强度，而周围软组织则展现出高信号强度（例如肌肉组织）。

（2）T2 加权成像（T2WI）：在 T2WI 图像中，肱骨骨折通常呈现出高信号强度，因为 T2WI 能够更好地揭示周围的液体（例如血液）和水肿的信号。

（3）脂肪抑制 T2 序列（FS T2WI）：在 FS T2WI 图像中，与 T2WI 类似，肱骨骨折通常呈现出高信号强度（图 2 - 15）。

（4）STIR 序列：可以抑制 T1WI 信号，以更好地揭示周围液体和水肿。在 STIR 图像中，肱骨骨折通常呈现出高信号强度，而周围软组织则展现出低信号强度。

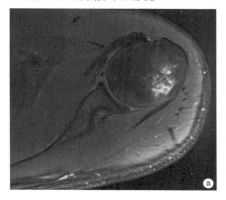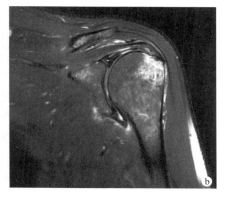

图 2 - 15　肱骨头损伤 MR 图像（T2WI）

a. 肱骨头损伤 MR T2WI 横轴位示斑片状高信号；b. 同一患者 MR T2WI 冠状位

第六章　肩峰撞击征

肩峰撞击征也叫肩袖压迫综合征，是一种肩关节疾病。它是因肩关周围肌肉（特别是冈上肌）和腱鞘的炎症或损伤，导致肩袖结构的压迫和刺激所引起的疼痛和不适。肩峰撞击征是指肩关节在执行臂部外展运动时，肩胛下肌和肱骨头之间的距离变窄，使得肱骨头受到肩胛骨肩峰的挤压和压迫，导致肩袖结构被压迫或损伤，从而引起疼痛、肿胀和运动受限。

肩峰撞击征通常是由于肩袖结构的损伤、肌肉失衡以及肩关节的过度活动引起的。该病症通常可以通过物理治疗，如牵拉、按摩和运动疗法等进行治疗。在严重的情况下，肩峰撞击征可能需要手术治疗。

肩峰撞击征最常用的影像学检查是磁共振成像（MRI）。因为 MRI能够清晰地显示肩关节软组织结构的情况，包括肱骨头、肩峰、肱二头肌长头腱、肩袖肌腱等，从而诊断肩峰撞击征的准确性更高。MRI 还能够观察到肩关节周围的炎症、肿胀、液体积聚等情况，有利于明确肩峰撞击征的程度和类型。除 MRI 外，X 线检查和超声检查也可作为辅助手段，但其显示的信息可能不如 MRI 丰富，无法全面反映肩关节的情况。因此，对于肩峰撞击征的诊断，MRI 是最常用的放射检查方式，应该得到医生的注意和推荐。

第一节　肩峰撞击征的 X 线表现

肩峰撞击征一般在 X 线上看不出明显的异常，因为该症状的主要原因是软组织结构（如肌肉、肌腱、韧带等）损伤或炎症。但是，在进行 X 线检查时，医生可以排除其他引起肩关节疼痛的状况，并确保没有其他结构的异常（如肱骨近端部骨折或肩关节脱臼等）。

但是，如果患者同时出现了肩关节骨质增生、肱骨头囊肿或出现肱骨头向外移位的情况，则这些可能是导致肩峰撞击征的间接证据。此外，X 线也可以确定患者是否患有肩峰下撞击综合征，也叫做肩峰下位综合征。在这种情况下，患者的 X 线通常可以显示下降的肩峰位置，导致肱骨头无法自由滑动，从而影响相关肌肉和韧带的运动（图 2 - 16）。

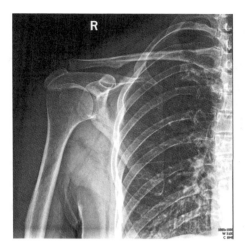

图 2 - 16　肩峰撞击综合征 X 线图像

肩关节骨质增生

第二节　肩峰撞击征的 CT 表现

肩峰撞击征 CT 能够显著地显示肱骨头和肩峰之间的关系，包括肩胛下肌腱、冈上肌腱等的位置和状态，并能够检查肩峰和肱骨头的形态、大小、位置和相对关系等。CT 检查能更好地辨别肩峰关节病变，如肩袖损伤、肱骨头微小骨折、肩峰滑囊炎、肱二头肌长头腱炎等，有利于更全面地评估病变的程度和类型。CT 扫描可依据不同重建参数产生三维图像，通过三维重建，CT 检查可以更好地评估肩峰撞击征的情况和精确定位病变部位，从而指导医生制定更安全和有效的治疗计划。对于骨质疏松或有肩关节假体植入的患者，CT 扫描是更好的检测方式。

CT 是肩峰撞击征诊断的补充检查手段，在明确肩峰关节病变、评估病变程度、制定手术方案等方面也具有一定的应用价值。

1. 肩峰撞击征的 CT 征象

（1）肩峰撞击征肩峰和肱骨头之间的距离缩小：CT 图像可以识别肩峰和肱骨头的形态、大小、位置和相对关系。肩峰比肱骨头强度大，往往会引起肩峰和肱骨头的接触，形成撞击和挤压病变。此时肩峰和肱骨头之间的距离相比正常情况会明显缩小。

（2）肩峰位置下降：X 线或 CT 图像可以显示肩峰与肩胛骨之间的距离，如果肩峰位置下降，表明患者可能出现了肩峰撞击征。

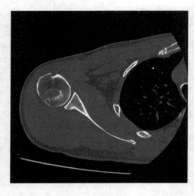

图 2 - 17　肩峰撞击综合征 CT 图像
肱骨头囊性变

（3）骨质改变：肩峰撞击征常伴有肩峰关节骨质改变，如肱骨头上方的囊性变、骨刺、肩峰的骨质增厚等。CT 图像可以更精确地检查到这些病变，对于确诊肩峰撞击征有一定的帮助（图 2 - 17）。

（4）肱二头肌长头肌腱的撕裂或炎症：肱二头肌长头肌腱是肩峰撞击征的重要解剖结构之一，因此检查时需注意观察肱二头肌长头肌腱的形态、大小、位置和信号变化等。如有增厚、撕裂及水肿等表现有可能表现为肱二头肌拨动征。

（5）肩峰滑囊炎：CT 图像能够直观地显示肩关节的软组织结构，可检测肩峰滑囊及周围组织是否炎症增厚和有无滚珠征等。

（6）肩袖肌腱损伤：肩峰撞击征还可能伴随肩袖肌腱（肩袖肌群包括冈下肌、冈上肌、小圆肌、肱二头肌长头肌腱）的损伤，如肱二头肌长头肌腱的部分撕裂、部分断裂甚至整体断裂。这些损伤在肩峰撞击征的 CT 影像检查中也可发现。

（7）三维重建：CT 扫描可依据不同重建参数产生三维图像，对于肩峰撞击征的评估、病变的程度和位置的确定、制定手术和康复方案具有很大的帮助。

CT 检查对于肩峰撞击征的诊断和评估具有一定的价值，但需要结合临床表现进行综合分析，并与其他影像学检查相结合，以便尽早发现和治疗肩峰撞击征。

2. 肩峰撞击征的 CT 诊断阅片流程

（1）概览扫描图像：通常开始阅片时会预览扫描图像，以获得整体直观影像。

（2）分析骨骼及关节结构：尤其需要准确查看肩峰和肱骨头，评估是否有骨刺，肩峰上部骨质增生、肱骨头微小骨折等或囊性变等。

（3）关注软组织结构：在诊断肩峰撞击征时，需要对肩峰滑囊、肩袖肌腱、肱二头肌长头腱等重要软组织结构进行观察和分析，诊断肩袖损伤及肱二头肌长头腱炎。

（4）评估病变程度：CT 图像可以更准确地评估肩峰撞击征的病变程度，如肩峰滑囊的肿胀程度、骨质增生程度和骨刺的大小等。

（5）三维重建：CT 图像常常可以通过三维重建，定位更为精准、直观，辅助评估所疑问题，但需要谨慎判断病变的程度和类型。

3. 肩峰撞击征的 CT 报告

（1）报告要明确标识：包括患者姓名、住院号、检查部位、扫描时间等基本信息，确保信息准确无误。

（2）描述检查方法：涉及患者接受的检查方法、扫描层数、床位、呼吸动作等方面的重要信息，确保医生可以清晰了解患者接受检查的过程。

（3）描述影像表现：CT 影像表现是确定肩峰撞击征的类型和严重程度的重要依据。CT 报告中应描述肱骨头和肩峰的形态、大小、位置和相对关系等重要特征，肩峰和肱骨头之间的距离和接触情况，肱二头肌长头肌腱的形态、大小、位置以及信号强度变化，肩峰滑囊及周围组织是否炎症增厚和有无滚珠征征象等。

（4）诊断肩峰撞击征的准确性：在 CT 报告中必须在描述影像表现的基础上对肩峰撞击征的类型、程度和范围进行诊断。同时将结合患者临床症状，确诊肩峰撞击征。

（5）建议：作为诊断的结论，需要给出建议方法。

（6）其他重要信息：如是否需要进一步检查、术前评估，或进一步处理的详细程度，备注其他相关信息。

第三节　肩峰撞击征的磁共振表现

1. 肩峰撞击征的磁共振征象

肩峰撞击征通常需要进行 MRI 检查以帮助医生了解肩关节软组织结构（如肱骨头、肩袖肌肉和肌腱）的状态，诊断损伤或炎症程度。

（1）T1WI 序列：T1 加权成像序列，肌肉、骨骼和其他坚硬组织呈现低信号强度，脂肪组织呈现高信号强度。对于肩峰撞击征，常表现为肩袖肌腱的损伤，骨质增生，肱骨头和肩峰之间的骨假性慢性磨损等。在 T1WI 图像中，肱骨头的信号通常是均匀的，而肩袖肌肉和肌腱通常表现为高信号。

（2）T2WI 序列：T2 加权成像序列，通过对信号和对比度的调整，更好地显示肌肉、软组织和液体梭形显示。对于肩峰撞击征，常表现为肩袖肌腱的大范围撕裂、肩峰滑囊内液体增多和软组织肿胀等。FSE T2WI 图像可以显示肩袖肌肉、肌腱的轻微撕裂、轻微水肿和肱骨头退变程度，深入了解肌肉、肌腱与骨骼的关系。

①STIR 序列：背景抑制反转时间（STIR），通常用于查看软组织结构，可消除脂肪组织信号，更为清晰地显示水和脂肪密度组织。对于肩峰撞击征，常表现为肩峰滑囊及周围组织有炎症增厚。

②PD－FS 序列：质子密度加权脂肪抑制序列（PD－FS），用于显示软骨病变及结构劣化，对肌腱撕裂及纤维化等软组织损伤也有良好的显示效果。对于肩峰撞击征，肩袖肌腱的病变常常在这一序列中显示出来（图 2－18）。

③脂肪饱和序列（FS－T2WI）：FS－T2WI 序列可抑制脂肪信号，使解剖结构清晰，对支持肌肉、肌腱和关节的信号提供了更好的显示。

④脂肪饱和快速恢复 T2 序列（FSE－FS－T2WI）：FSE－FS－T2WI 可以进一步显示肩骨和肩峰的位置和形态，支持肱骨头与肩盂的功能性变化的观察。

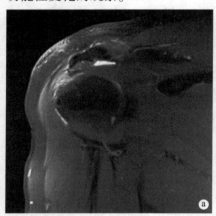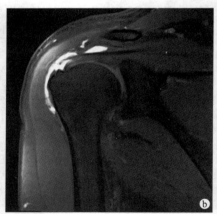

图 2－18　肩峰撞击综合征 MR 图像

a. 肩峰撞击综合征 T2WI 冠状位冈上肌肌腱损伤；b. 肩峰撞击综合征三角肌下、喙突下滑囊积液

2. 肩峰撞击征的 MRI 报告

（1）报告要标识清楚：包括患者姓名、住院号、检查部位、扫描时间等基本信息。

（2）描述检查方法：需要对进行的 MRI 检查方式、采用的扫描技术、扫描时间和参数等方面的重要信息进行描述，使医生能够充分了解检查过程的情形。

（3）描述影像表现：对于肩峰撞击征的 MRI 检查，需要详细描述肩袖肌腱、肩峰滑囊及其他相关组织结构的异常信号变化，包括病变的类型、范围和严重程度等方面的详细信息。

（4）诊断结果：根据 MRI 影像表现，结合患者的临床症状和体征等综合分析，对肩峰撞击征进行准确的诊断，并明确定位和描述病变的范围和严重程度。

（5）医生建议：根据 MRI 检查结果进行分析，提出专业的医生建议，如下一步的检查等信息。

（6）其他相关信息：如患者的病史、药物过敏史等信息，还要说明 MRI 影像检查的局限性和不足之处，以防未来可能存在的风险和不确定因素。

第七章　肱二头肌长头肌腱炎

肱二头肌长头肌腱炎是指引起肱二头肌长头肌腱炎症的疾病，通常由于过度使用肱二头肌引起，尤其是与肘关节过分伸展的运动有关。肱二头肌长头肌腱主要附着在肱骨头结节间沟的位置并向肘部延伸。该肌腱的主要功能是使肘关节弯曲，并协助肩关节的外旋和上举。

肱二头肌长头肌腱炎的发病机制可能涉及一些因素，例如年龄、过度使用肱二头肌、受伤、姿势不良、肩袖肌肉不平衡等。症状通常包括肩部和肘部疼痛、咔嗒声以及运动受限感，尤其是与肘关节过度伸展的活动有关。如果不及时诊断和治疗，肱二头肌长头肌腱炎可能引起慢性困扰并影响肩关节的功能。

肱二头肌长头肌腱炎的治疗方法包括疼痛控制、肌肉伸展、物理治疗、外科手术等手段。选择最佳方案需视患者症状和病情程度而定。同时，避免再次受伤与保持适当的姿势和肌肉平衡可以预防这种疾病的发生。

第一节　肱二头肌长头肌腱炎的 X 线表现

肱二头肌长头肌腱是由肱二头肌长头肌腱的炎症或损伤引起的，因此 X 线片通常无异常发现。然而，如果症状持续时间较长，或者发现拍摄 X 线时伴有肩部其他异常情况，可能会显示以下异常。

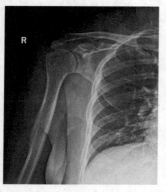

（1）骨质增生（骨刺）：肱二头肌长头肌腱炎患者可能会出现肩部骨刺，这些骨刺可能会由于肱二头肌长头肌腱炎引起的肩胛骨前倾以及肩袖肌肉的抽筋等症状而出现（图 2 – 19）。

（2）肩关节脱位：肱二头肌长头肌腱炎患者可能会出现肩关节脱位的情况。

（3）肩关节退变：慢性肱二头肌长头肌腱炎可能导致肩关节退变，这可能表现为肩关节位置的改变，肩关节软

图 2 – 19　肱二头肌长头肌腱炎 X 线图像
肱骨头骨质增生（骨刺）

骨的磨损等现象。

肱二头肌长头肌腱炎的诊断主要通过体格检查及 MRI 检查等进行诊断。X 线检查通常用于排除其他相关肩部问题的存在，如肩关节脱位、肱骨近端部骨折等。

第二节　肱二头肌长头肌腱炎的 CT 表现

肱二头肌长头肌腱炎通常不显示明显的异常 CT 表现，但通过 CT 检查可以排除与肩部其他关节或骨折等疾病相关的异常情况。此外，CT 检查也可以用于评估肩关节、锁骨和肩胛骨的病变情况，以及肩关节疼痛的原因。

肱二头肌长头肌腱炎可能导致肩关节发生退变，也可能伴随着肩袖肌腱损伤和肩袖肌肉萎缩等情况。CT 检查可能会显示肩袖肌肉及其相关的韧带顺应性减弱，但 CT 检查并不理想。如果怀疑肱二头肌长头肌腱炎，建议进行其他影像学检查，如 MRI 等，以获得更为准确的诊断（图 2 - 20）。

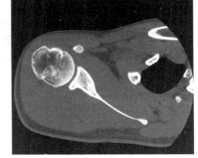

图 2 - 20　肱二头肌长头肌腱炎 CT 图像
肱骨肱二头肌长头肌腱附着处囊性低密度

第三节　肱二头肌长头肌腱炎的磁共振表现

肱二头肌长头肌腱炎通常需要进行磁共振（MRI）检查以确定肩袖肌腱或肌肉损伤的程度。不同类型的 MRI 序列可以显示不同的信号强度，并提供有关病灶内组织特征的信息。

（1）T1 加权成像（T1WI）：在 T1WI 图像中，肌腱和肌肉通常表现为中低信号，炎症、水肿、肿瘤等则呈现不同的信号强度。肱二头肌长头肌腱炎可能会导致肱二头肌肉和肌腱信号变暗或模糊。

（2）快速恢复 T2 序列（FSE T2WI）：在 FSE T2WI 图像中，炎症、水肿、肿瘤等呈现高信号，肌肉、骨骼等呈现中低信号。肱二头肌长头肌腱炎可能会引起肱二头肌长头肌腱的信号增强，因为肌腱炎症可导致局部水肿和水分的增加。

（3）脂肪饱和序列（FS - T2WI）：在 FS - T2WI 序列中，脂肪信号被抑制，肌肉和肌腱对比明显。肱二头肌长头肌腱炎可能会导致近肩关节附件的信号增高，因为肱二头肌长头肌腱与肩胛骨关节附件紧密相连（图 2 - 21）。

（4）脂肪饱和快速恢复 T2 序列（FSE - FS - T2WI）：这种 MRI 序列不仅可以抑制脂肪信号，使解剖结构更加清晰，还可以增强肩峰及其附近的信号。当肱二头肌长头肌腱出现炎症时，FSE - FS - T2WI 序列可以更好地显示出这些炎症的病理变化。

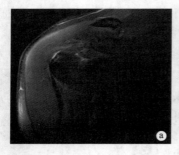 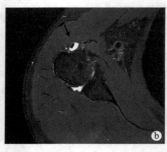

图 2 - 21　肱二头肌长头肌腱炎 MR 图像

a. 肱二头肌长头肌腱炎 MR T2WI 冠状位；b. 肱二头肌长头肌腱炎 MR T2WI 横轴位，肱二头肌长头肌腱附着处环形高信号

第八章　粘连性肩关节囊炎

粘连性肩关节囊炎也称为"冻结肩""肩周炎"，是一类引起盂肱关节僵硬的粘连性关节囊炎，为免疫介导的滑膜炎症反应，继发滑膜、关节囊纤维化，导致滑膜增厚，关节囊腔狭窄，以肩部进行性疼痛、活动受限为特征，通常发生在 40~60 岁的人群中，女性发病率比男性高。

引起粘连性肩关节囊炎的原因，包括肩峰下滑囊炎、肱二头肌肌腱炎、肩袖肌腱炎、肩峰下粘连、肱二头肌粘连、关节内粘连、滑膜下炎症、喙肱韧带挛缩和关节囊回缩。粘连性肩关节囊炎会导致肩关节周围的结缔组织和关节囊变硬和缩紧，最终导致肩关节活动范围的显著缩小。多以肩部外旋受限最为典型。根据临床症状演变，通常分为三个阶段：疼痛期——持续数月，表现为肩周进行性疼痛；僵硬期——数月到一年，肩关节疼痛有所缓解，但关节活动度持续降低，包括肩外旋、内旋、外展等，以外旋活动度下降最为明显；缓解期——肩关节活动逐渐恢复。粘连性关节囊炎为自限性疾病，未治疗患者的病程为 12~42 个月，平均为 30 个月，恢复后仍有 60% 患侧肩部活动的较对侧正常关节减弱。粘连性肩关节囊炎的诊断主要依靠病史、身体检查和影像学检查等。治疗方法多种多样，由物理疗法、药物治疗、针灸、神经解剖学切断治疗、手术或其他方法组合而成。治疗的重点是缓解疼痛、增加肩关节的活动度和恢复功能。

第一节　粘连性肩关节囊炎的 X 线表现

粘连性肩关节囊炎的 X 线表现通常不明显，因为粘连性肩关节囊炎是一种软组织疾病，X 线无法直接显示。然而，X 线仍然可以用于排除其他类似疾病，如骨折、肩袖肌腱炎等。

在某些情况下，患有粘连性肩关节囊炎的患者可能会出现肩关节骨质改变，这可能显示在 X 线上。例如，长期肩部缺乏活动可能会导致肱骨头和肩胛骨之间的关节面出现骨刺或骨赘；此外，肩部肌肉的萎缩也可能出现。有时，X 线检查可以显示肩关节囊的轮廓，但明显肿胀或压缩的情况可能不会直接显示（图 2-22）。

虽然 X 线不能直接用于粘连性肩关节囊炎的诊断，但可以帮助医生排除其他相关的骨骼问题，并为通过其他影像学技术（如 MRI 或超声波）进行诊断和治疗提供支持。

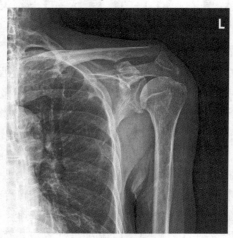

图 2-22　粘连性肩关节囊炎 X 线图像
肩关节骨质增生，关节周围软组织钙化

第二节　粘连性肩关节囊炎的 CT 表现

　　粘连性肩关节囊炎在 CT 扫描中的 X 线表现类似，也无法直接显示。然而，CT 扫描仍具有诊断价值，可以排除其他相关肩部疾病的存在，如肩袖肌腱炎、骨质增生等。

　　在粘连性肩关节囊炎的 CT 扫描中，如果患者肩部有其他的骨骼疾病，如肩胛骨关节炎，可能会观察到肩胛骨弓迹增厚和钙化等表现。肩胛骨的形态和大小变化，以及肩关节囊的分布和形态也可以被检测到。同时，在 CT 扫描中，可以显示肩部软组织的轮廓和肩袖肌肉的萎缩情况，这些情况可以协助医生确定粘连性肩关节囊炎的程度和影响范围。

　　然而，CT 扫描不是粘连性肩关节囊炎的首选影像检查方法。MRI 和超声波等其他影像学检查方法，可以更清晰地显示被黏着的组织轮廓，并为医生提供更多且更详细的信息评估粘连性肩关节囊炎的程度和选择适当的治疗方案。

第三节　粘连性肩关节囊炎的磁共振表现

　　粘连性肩关节囊炎在磁共振扫描中常常表现为肩关节周围的软组织

粘连和肌肉萎缩等病变。MRI 是显示粘连性肩关节囊炎的首选影像学检查方法，影像表现与临床分期相关，滑膜炎症、包膜纤维化表现为喙肱韧带、关节囊周围、腋囊增厚，FSET2WI/PDWI 序列信号增高，喙突下脂肪三角闭塞，肩袖周围间隙关节囊增厚，体积变小。肱盂下韧带增厚，PDWI 抑脂序列呈高信号，但慢性期 T1、T2 均呈低信号，肩袖间隙出现条片状 T1 低，PDWI 高信号，甚至闭塞；喙肱韧带增厚或显示不清，喙肱韧带增厚≥4mm，对粘连性肩关节囊炎具有较高特异性。斜矢状位及斜冠状位可以清晰显示肩袖间隙和腋囊（下盂肱韧带复合体）。FSET2/PDWI 序列可以早期发现关节囊水肿及滑膜增生（图 2-23）。

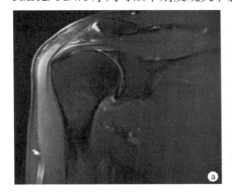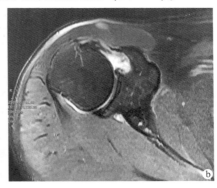

图 2-23　粘连性肩关节囊炎 MR 图像

a. T2WI 冠状位；b. T2WI 横轴位

第九章　肩锁关节炎

肩锁关节炎也被称为 AC 关节炎，是一种肩部疾病，由一种反复活动或运动导致肩锁关节被过度牵拉而引起韧带劳损，出现局部水肿，引发疼痛和关节周围肿胀等不良症状。肩锁关节连接了锁骨和肩胛骨，是一个小型滑膜关节，容易受到损伤和炎症的影响。导致肩锁关节炎的原因可能包括肩部过度使用、肩袖肌腱炎、肩部创伤和骨刺等。

肩锁关节炎的主要症状包括肩关节疼痛、僵硬、肿胀和关节周围的感觉不适。在进行肩部活动时，疼痛会加重，严重情况下会影响上肢的活动。其他可能存在的症状包括肩部的痒感和烧灼感，可能有压迫感和疼痛（尤其是卧床休息时）。

肩锁关节炎的治疗方法包括物理治疗、药物治疗和关节注射等，帮助减轻疼痛、降低炎症水平，并恢复肩部的活动度。在疼痛和炎症症状无法通过药物和物理治疗控制时，手术治疗可能是必要的。

如果怀疑肩锁关节炎，应该选择合适的检查方法以确定准确的诊断和治疗计划。在选择检查方法时，需要综合考虑检查的优缺点、费用和安全性等因素。

（1）X 线检查：X 线是肩锁关节炎最常用的诊断方法，其成本较低，易于实施，可以检测出肩锁关节的基本影像学表现，例如关节间隙的变化、骨质疏松和骨质增生等。但是，X 线检查对于关节软组织和肌肉的损伤诊断较为有限。

（2）CT 检查：CT 检查可帮助确定肩锁关节的具体位置，以及骨质增生和钙化等病变。通过 CT 图像的多平面重建技术，可以清楚地显示出肩锁关节及周围组织和结构，对于软骨、关节囊等涉及软组织的病变检测具有一定优势，但也存在辐射剂量较大的问题。

（3）MRI 检查：MRI 是一种使用强磁场和无线电波来生成图像的成像技术，能够显示肩锁关节软组织的趋势和结构，如韧带、肌腱、滑膜等病变。MRI 成本较高，安全性较好，可以多角度、多层面地检查肩锁关节结构，但是需要较长时间和相应的仪器设备。

因此，选择哪种检查方法取决于患者实际情况和实用性所表现的处理方式。一般来说，对于简单、典型的肩锁关节炎，X 线检查已经足够；但对于损伤程度比较严重或伴随其他疾病时，在有需要的情况下，

CT 检查或 MRI 检查可以提供更加全面、准确的情况描述。

第一节 肩锁关节炎的 X 线表现

1. 肩锁关节炎的 X 线征象

（1）关节间隙变窄：关节间隙变窄是肩锁关节炎的早期 X 线表现。由于关节软骨在肩锁关节炎中受损，关节间隙开始逐渐变窄。

（2）骨刺形成：肩锁关节炎可能会导致骨刺的形成，这些骨刺在肩锁关节的 X 线图像中清晰可见（图 2－24）。

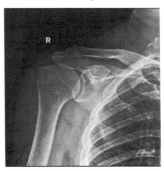

（3）关节面异常：肩锁关节炎会导致肩锁关节表面不规则，并可能在 X 线图像中展现锯齿状或颗粒状。

（4）关节半脱位：严重肩锁关节炎可能会导致肩锁关节半脱位。在 X 线片上可以看到肩锁关节向上移位，并形成高密度肿块。

图 2－24 肩锁关节炎 X 线图像
肩锁关节骨质增生

（5）滑膜囊变形：在肩锁关节炎后期，X 线图像上可能会看到结节状肿物，这是滑膜囊的变形表现。

X 线图像通常不能提供足够的详细信息，因此无法确定肩锁关节炎的具体病因和严重程度。

2. 肩锁关节炎的 X 线报告

报告的开头应该标明患者的基本信息，如姓名、性别、年龄等，并在报告中明确说明目的是为了检查肩锁关节处是否有炎症、骨质增生、关节间隙改变等情况。

应该用明了、简洁的语言来描述患者正侧位 X 线片的影像表现，包括表面的变化，骨头、关节位置是否正常，应首先记录关节炎的位置和程度，是否有关节变形、骨质疏松或骨刺等病变发生。

报告应包括官方结论，见于肩锁关节炎的征象，必须明确诊断、可信度、建议复查时间，如果需要进一步检查，则应给予具体的措施和建议。

在写报告时需要注重语言简洁、术语规范、明确、具体，避免主观性和推断性，同时还要注意，要在该基础上结合其他检查结果来确认诊断。

描述影像特征，包括肩锁关节处的骨质增生、关节间隙改变等情况，提供诊断结论及可信度和建议复查时间，注意语言简洁、规范、明确、具体，避免主观性和推断性，并结合其他检查结果来确认诊断/治疗。写报告前应先将检查结果进行仔细审查，确保 X 线报告的准确性和可靠性。

第二节　肩锁关节炎的 CT 表现

1. 肩锁关节炎的 CT 征象

（1）骨质增生：在肩锁关节炎中，受累的关节表面的骨质可能会明显增生。这些骨质增生在 CT 图像上表现为局部的高密度影像。

（2）关节间隙变窄：和 X 线检查类似，关节间隙变窄也是肩锁关节炎的 CT 征象之一。由于在肩锁关节炎中关节软骨受损，关节间隙开始逐渐变窄。

（3）关节面异常：肩锁关节炎还可以导致肩锁关节表面的骨质不规则，并在 CT 图像上形成锯齿状或颗粒状，或关节面下囊性低密度区域，提示损伤改变。

（4）炎症征象：肩锁关节炎可能会伴随关节周围轻度肿胀和炎症，这些在 CT 图像上表现为局部明显的水肿和高密度影像（图 2－25）。

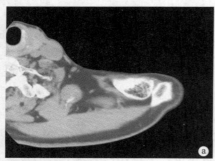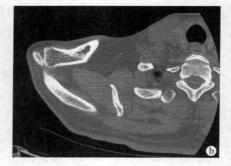

图 2－25　肩锁关节炎 CT 图像

a. 关节周围软组织轻度肿胀；b. 肩锁关节骨质增生

（5）钙化：肩锁关节炎还可能导致韧带、滑膜囊等关节周围结构钙化，这些在 CT 图像上呈现为较高密度的颗粒状影像。

肩锁关节炎的诊断和评估需要综合考虑临床症状和影像学检查结果。在临床上怀疑肩锁关节炎病变的情况下，CT 扫描可以为医生提供详细的解剖学信息，并帮助判断相关病变程度和确定治疗方案。

2. 肩锁关节炎的 CT 报告

应该标明患者的基本信息，如姓名、性别、年龄等，并在报告中明确说明目的是为了检查肩锁关节处是否有炎症、骨质增生、关节间隙改变等情况。

肩锁关节炎的 CT 报告需要遵循规范：描述影像特征，包括肩锁关节处的炎症、骨质增生、关节间隙改变等情况，提供诊断结论及可信度和治疗建议，注意语言简洁、规范、明确、具体，避免主观性和推断性，并结合其他检查结果来确认诊断/治疗。写报告前应先将检查结果进行仔细审查，确保 CT 报告的准确性和可靠性。

第三节　肩锁关节炎的磁共振表现

1. 肩锁关节炎的 MRI 征象

肩锁关节炎的磁共振（MRI）不同序列扫描信号征象主要包括以下几种。

（1）T1 加权成像（T1WI）：在 T1WI 序列中，骨骼和水分样本表现为低信号，肌肉、软骨、关节滑膜等组织则呈现中等信号。肩锁关节炎可能会导致骨质增生、关节间隙变窄和关节表面不规则的现象。在 T1WI 序列中，这些病变在图像上呈现为局部低信号。

（2）T2 加权成像（T2WI）：在 T2WI 序列中，受影响的肌肉和软组织通常呈现高信号。肩锁关节炎可能会导致关节周围的炎症和水肿，关节囊增厚，在这个序列下，关节周围结构可以更清晰地呈现（图 2 - 26）。

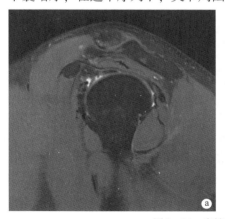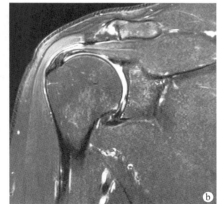

图 2 - 26　肩锁关节炎 MR 图像

a. T2WI 矢状位；b. T2WI 冠状位关节周围信号增高

（3）快速恢复 T2 序列（FSE T2WI）：在 FSE T2WI 序列下，肩锁关节炎可能会导致关节周围水肿和炎症或骨髓水肿等，这些在 FSE T2WI 序列下的图像会呈现高信号，有助于判断关节病变程度和严重程度。

（4）脂肪抑制/增强序列（FS/CE）：在 FS/CE 序列中，在不使用对比剂的情况下，这种序列主要用于检测滑膜囊变形或狭窄程度，也可发现与肩袖撕裂伤有关的肩锁关节滑膜囊肿。当采用对比剂时，可以更精确地评估肩锁关节炎的病情。

2. 肩锁关节炎的 MRI 报告

应标明患者的基本信息，例如姓名、性别、年龄等，并在报告中明确说明目的是为了检测肩锁关节处是否有炎症、骨质增生、关节间隙改变等情况。

应该用明了、简洁的语言来描述患者各个不同面位的 MRI 影像表现，包括肩锁关节处的炎症、骨质增生、关节间隙变化和涉及的软组织结构，以确定肩锁关节炎的位置和程度。

报告应包括官方结论，必须明确诊断、可信度、建议复查时间，如果需要进一步检查或治疗，则应给予具体的措施和建议。

第三篇 肘关节

第一章 肘关节正常解剖及影像特征

第一节 肘关节解剖特点

在解剖学上，肘关节属于复合关节，是上肢的重要关节之一，由肱骨、尺骨和桡骨组成，其中肘关节包括肘肱关节、桡尺关节和肱桡关节三个关节。每个关节都具有不同的解剖结构和韧带特点。

1. 肱尺关节

肱尺关节是肘关节的主要组成部分，由肱骨滑车和尺骨半月切迹组成，属窝状关节，其韧带结构如下：肱骨侧副韧带位于肱尺关节的内侧，由肱骨髁面和尺骨的韧带组成，其主要作用是限制肘关节内旋和外展；尺骨侧副韧带位于肱尺关节的外侧，由尺骨的韧带和肱骨的鹰嘴突组成，其主要作用是限制肘关节的内展和外旋；横向韧带位于肱尺关节的前方，由肱骨的髁面和尺骨的滑车组成，其主要作用是限制肘关节的前后移动和旋转。

2. 肱桡关节

肱桡关节是肘关节的一个次要组成部分，由肱骨的小头和桡骨头组成，属球窝关节，其韧带结构如下所述。

肱桡韧带位于肱桡关节的外侧，由肱骨小头和桡骨头之间的韧带组成，其主要作用是限制桡骨的外旋和内旋，以及肱骨小头的下滑。

肱桡交叉韧带位于肱桡关节的内侧，由肱骨小头和桡骨头之间的韧带组成，其主要作用是限制桡骨的内旋和外旋。

3. 桡尺近侧关节

桡尺近侧关节是肘关节的一个次要组成部分，由桡骨头环状关节面与尺骨的桡骨切迹组成，属车轴关节。其韧带结构如下：尺侧韧带位于桡尺关节的外侧，由尺骨的韧带和桡骨的圆头组成，其主要作用是限制桡骨的内旋；桡侧韧带位于桡尺关节的内侧，由桡骨的韧带和尺骨的滑车组成，其主要作用是限制桡骨的外旋。

肘关节包括肘肱关节、桡尺关节和肱桡关节三个关节，每个关节都具有不同的解剖结构和韧带特点。对于放射科医生来说，了解肘关节的解剖结构和韧带特点，可以帮助其更好地理解肘关节相关疾病的影像改变，进而做出正确诊断。

第二节　正常肘关节影像特点

一、正常肘关节的 X 线表现

正常肘关节 X 线表现是医学影像学的基础。正常肘关节的 X 线图像特点主要包括肱骨、尺骨和桡骨的位置，关节间隙，骨质密度等方面（图 3 – 1）。

1. 肱骨、尺骨和桡骨的位置

在肘关节的正位 X 线图像中，肱骨、尺骨和桡骨应该排列整齐，呈三角形，形成肘关节的骨形结构。肱骨的髁面应该与尺骨的尺槽面相吻合，桡骨的头部与尺骨的头部形成桡尺关节。此外，肘关节的正位 X 线图像还可以显示肱骨和尺骨的关节面、肱骨的鹰嘴窝和肱骨的小头等结构。

2. 关节间隙

肘关节的关节间隙是指肱骨和尺骨之间的间隙，正常情况下应该均匀、对称，宽度为 1 ~ 2mm。若关节间隙不均匀或宽度过大，则可能是由于韧带松弛、骨折或关节炎等疾病所致。

3. 骨质密度

正常肘关节的 X 线图像应该显示肘关节骨质密度均匀、清晰，无明显骨质破坏或骨质增生等异常表现。若出现骨质破坏或骨质增生等异常表现，则可能是由于关节炎、骨折、骨肿瘤等疾病所致。

4. 肘关节 X 线拍摄体位设置

（1）侧位：患者站立或坐立，将肘关节屈曲至 90 度，并紧贴患者身体。此时可以用支撑物（如垫子）来支撑患方的肩膀，使肱骨内上髁平衡地展示在 X 线片上。这个角度是重要的，使得内上髁展现更加清晰，可以让医生查看有无骨骼增生、外形异常和周围软组织受损，以

及其他异常变化的情况

（2）前后位：患者正坐或站立，将手臂完全伸直并贴紧身体。拍片的时候，医师将 X 光摄影机固定在患者后面，从背后和胸前两个方向分别拍摄。这样可以更好地观察肱骨内上髁是否有移位和增生，还可以观察关节是否有积液等其他异常情况。

正常肘关节的 X 线图像还可以显示肱骨的外上髁、内上髁、外髁、内髁、肱骨小头和肱骨大头等结构。此外，为了更好地观察肘关节的解剖结构，医生还可以采用不同的 X 线检查方法，如侧位 X 线、斜位 X 线、屈曲位 X 线等。了解肘关节的正常 X 线图像特点，可以帮助医生更好地诊断和治疗肘关节相关疾病。

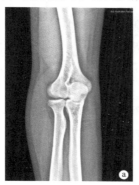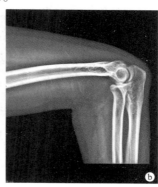

图 3 - 1　正常肘关节 X 线图像

a. 正位；b. 侧位

二、正常肘关节的 CT 特征

CT 能够提供有关肘关节的详细解剖结构信息。正常肘关节的 CT 图像特点主要包括骨结构、韧带改变、位置关系、骨质密度改变、CT 值的改变等方面（图 3 - 2）。

1. 骨质结构

肘关节的 CT 扫描可以显示肱骨、尺骨和桡骨的骨结构，包括骨髁、骨突、骨管、骨间隙等。正常情况下，肱骨的髁面应该与尺骨的尺槽面相吻合，桡骨的头部与尺骨的头部形成桡尺关节。此外，肘关节的 CT 图像还可以显示肱骨和尺骨的关节面、肱骨的鹰嘴窝和肱骨的小头等结构。

2. 韧带改变

肘关节的 CT 扫描可以显示肘关节的韧带结构，包括肱骨侧副韧带、尺骨侧副韧带、肱桡韧带等。正常情况下，这些韧带应该均匀、对称，无明显增厚或断裂等异常表现。若出现异常表现，则可能是由于韧带损伤或炎症等疾病所致。

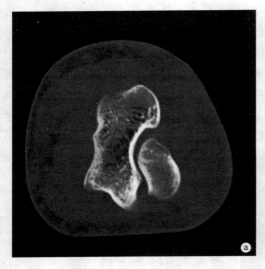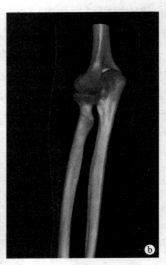

图 3-2　正常肘关节图像

a. CT 平扫；b. CT 三维重建（VR）

3. 位置关系

肘关节的 CT 扫描还可以显示肱骨、尺骨和桡骨的位置关系。正常情况下，肱骨、尺骨和桡骨应该排列整齐，呈三角形，形成肘关节的骨形结构。肱骨的髁面应该与尺骨的尺槽面相吻合，桡骨的头部与尺骨的头部形成桡尺关节。

4. 骨质密度改变

肘关节的 CT 扫描还可以显示肘关节的骨质密度改变情况。正常情况下，肘关节的骨质密度应该均匀、清晰，无明显骨质破坏或骨质增生等异常表现。若出现异常表现，则可能是由于关节炎、骨折、骨肿瘤等疾病所致。

4. 肘关节 CT 扫描参数设置

（1）螺旋扫描模式：螺旋扫描模式可以增加扫描速度，减少扫描时间和患者的辐射剂量。常见的扫描模式包括静态扫描和动态扫描。

（2）扫描层厚度和间隙：扫描层厚度和间隙的设置，直接影响图像分辨率和敏感度，建议所选层厚度≤1mm，间隙≤0.5mm 以获得更高的图像分辨率和更准确的诊断结果。

（3）并发症注意和提醒：要注意相关并发症，如应对钴铬金属假体等一系列影像检查上的问题。影像检查前，护士或检查人员应了解患者的病史和过敏史等一系列重要信息。

（4）图像重建方式：CT 检查的计算机重建方式影响图像质量，特别是对于断层数字重建方案．也可以采用三维重建图像满足临床需要。

三、正常肘关节的磁共振特征

磁共振成像是一种非侵入性的医学影像学检查方法，可以提供有关肘关节的详细解剖结构、韧带状态、位置关系、信号强度等信息。

1. 正常肘关节的 MRI 图像特点

（1）T1 加权成像：在 T1 加权成像中，骨皮质质子密度极低，呈低信号；正常骨髓腔呈现为高信号强度区域，而软组织和肌肉呈现为稍低信号强度区域。正常肘关节图像应该显示出肱骨及尺桡骨骨质结构，清晰显示肱桡关节、肱尺关节及桡尺近侧关节囊及周围韧带。关节囊由浅表的纤维层及深部的滑液层组成，T1WI 呈低信号；关节透明软骨含水较多，具有较大质子密度，呈低信号；关节韧带呈分散纤维信号（稍低信号）。三大神经：桡神经、正中神经及尺神经，呈中等信号。

（2）T2 加权成像：在 T2 加权成像中，正常肌肉呈现为中等信号强度区域，骨髓腔呈高信号，而骨皮质呈低信号强度。关节透明软骨呈高信号强度。关节囊呈高信号强度。肌腱及韧带呈中等至低信号强度，神经组织呈中等至稍高信号。

（3）脂肪抑制成像：脂肪抑制成像可以排除脂肪对图像的干扰，使得软组织和肌肉更加清晰可见。在脂肪抑制成像中，正常肘关节的软组织和肌肉呈现为高信号强度区域，而骨骼因髓腔内脂肪信号被抑脂呈现为低信号强度区域（图 3 - 3）。

2. 肘关节磁共振扫描技术及参数设置

（1）检查前准备：检查前去除患者身上的金属异物。

（2）线圈：关节表面线圈。

（3）体位：①仰卧位，足先进，身体与床体保持一致，患侧可置于体旁的一侧，掌心向上，身体尽量向对侧移，使扫描部位尽量靠近主磁场中心，用海绵垫固定，此体位由于偏离磁场中心，信噪比较差。②俯卧位，患侧上举置于头上，掌心向下，扫描部位尽量靠近线圈中心，用海绵垫固定，此体位扫描部位靠近磁场中心，信噪比较好，但对于患者不舒适，容易产生伪影。定位位置：肘关节中心（内外髁连线水平)。常规扫描方位：横断位，冠状位，矢状位。横断位：AX FSE T1，横断面 T1 加权序列。在矢状位和冠状位上定位，在矢状位和冠状位上定位线均平行于关节面。扫描范围上至肱骨骺端，下至桡骨结节，包括整个病变范围。对于 T1 序列可以去除上下饱和带，减少扫描时间。矢状位：SAG PD FS，矢状面质子脂肪抑制序列，在横断位和冠状位上定位，在横断位上定位线垂直于肱骨内外上髁连线，在冠状位上调整角度使定位线平行于肘关节长骨（肱骨和桡骨），范围包括整个病变范围，FS 效果不佳时，可以选用 STIR 序列。冠状位：CORFSET1，COR PD FS，在横轴位和矢状位上定位，在横轴为上平行于肱骨内外上髁连线，在矢状位调整角度使定位线平行于肘关节长骨，包括整个病变范围。肘关节常规序列：AX FSE T1，AX PDFS/FRFSE、T2 FS，SAG FSE T1，SAG PD FS，COR PD FS。部分病例可以加扫：COR FSE T1，SAG STIR/COR STIR。

肘关节对分辨率要求较高，FOV 不宜过大（小于 14cm），层厚不超过 4mm，矩阵 320 * 224 以上。

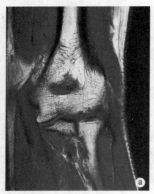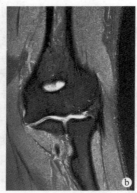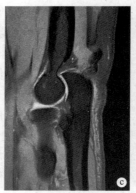

图 3 - 3　正常肘关节 MR 图像

a. 冠状位 T1WI；b. 冠状位 T2WI 压脂序列；c. 矢状位 T2WI 压脂序列

第二章　肱骨外上髁炎

　　肱骨外上髁炎又称网球肘，是由于前臂伸肌重复用力造成慢性拉伤引起的以肘关节外侧前臂伸肌腱为主的肌腱炎性疼痛，是一种过劳性综合征。肱骨外上髁炎通常表现为肘部外侧疼痛，向近端或远端放射，而且举、抓握、扭转手腕可能会加重疼痛。该疾病常以网球运动员、羽毛球运动员、木工、砖瓦工以及家庭主妇为主要发病人群。过度使用伸腕动作，以及过度交替旋前旋后动作是可能的原因。肱骨外上髁炎的病理表现为慢性长期拉伸可能使伸肌总腱粘连、变性、钙化等，进而导致伸肌总腱、桡侧腕短伸肌肌腱出现非特异性炎症。

　　肱骨外上髁炎患者多数可以通过改善个人作息习惯、使用支撑装置、进行物理治疗和运动训练等保守治疗来缓解症状。尚无确切的手术指征，只有在症状长期无法缓解且严重程度较高时不得已而采用手术治疗，以期获得更好的治疗效果。

　　肱骨外上髁炎主要是临床诊断，X线检查、CT或MRI有助于对该疾病进行诊断。

　　X线检查是一种便捷、实用的检查方法，能够评估关节是否有损伤或病变。但是，X线只能显示骨骼结构，对肌肉和肌腱等软组织难以评估，肱骨外上髁炎早期的X线结果很可能正常，因此在诊断过程中应综合其他检查结果。

　　CT是一种较为准确的影像技术，可以显示详细的解剖结构，尤其适用于患者有严重骨或关节变形的情况。CT可以显示病灶的大小、形态和位置，但其软组织分辨率较差，无法对其准确评价，并且可以帮助医生更好地规划手术治疗方案等。

　　MRI作为一种非创伤性检查，具有软组织分辨率高、多方位、多参数、多序列成像的特点。它不仅能清晰显示关节周围骨质信号，还能清晰显示肌腱、关节囊、韧带、关节软骨等组织的微细结构，能够很好地对其严重程度进行分级，为临床治疗提供依据。

　　总之，对于肱骨外上髁炎的检查，不同的影像学检查方法都有其优点和局限性，因此应根据需要综合使用。对于早期肱骨外上髁炎的检测，MRI比较敏感，能够检测到其他检查方法未能发现的软组织和骨骼损害。当然，需要在CT和MRI使用中权衡辐射和非辐射因素对患者的潜在健康风险，选择出最合适的影像学检查方法。

第一节　肱骨外上髁炎的 X 线表现

1. 肱骨外上髁炎的 X 线征象

肱骨外上髁炎的 X 线检查对于其诊断价值不高，但可以排除其他骨骼疾病，如肘关节骨折和关节炎等引起的疼痛。X 线图像可能会显示以下肱骨外上髁炎的表现。

（1）骨赘形成：肱骨外上髁部位可能会出现骨质增生，形成钩状突出物，多数情况下是向上和向外突出。

（2）骨质破坏：在肱骨外上髁炎较严重时，关节部位的肱骨可能会发生骨质破坏，但这种情况比较少见。

（3）关节腔增宽：当肱骨外上髁炎严重时，肘部可能会发生肿胀，导致 X 线检查中关节腔处的间隙变宽。这也可能是肘部其他疾病引起的，不具有特异性（图 3 - 4）。

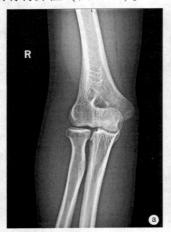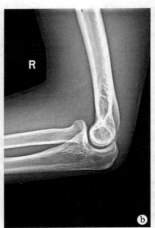

图 3 - 4　肱骨外上髁炎 X 线图像

a. 肱骨外上髁炎 X 线正位；b. 肱骨外上髁炎 X 线侧位

2. 肱骨外上髁炎的 X 线报告

报告中应包括患者的基本信息和检查日期，如姓名、性别、年龄等。

应该用明了、简洁的语言描述 X 线影像表现，包括骨骼结构、骨骼密度和轮廓等，以判断肱骨外上髁是否有骨形态异常、骨钙化和骨质疏松等情况。

报告应包括官方结论，如X线结果是否正常、有无骨折、有无钙化或骨质疏松等，以及对肱骨外上髁炎的诊断和评估。

在写报告时需要注重语言简洁、规范、明确、具体，避免主观性和推断性，并结合其他影像学检查方法来进行诊断，提高诊断的准确性。

对于肱骨外上髁炎的X线检查报告需要遵循规范：描述影像特征，包括骨骼结构、骨骼密度和轮廓等情况，提供诊断结论和对肱骨外上髁炎的评估，注意语言简洁、规范、明确、具体，避免主观性和推断性，并结合其他影像学检查方法来进行诊断。需要指出的是，X线检查结果仅能起到初步辅助诊断的作用，需结合临床情况、病史、实验室检查等综合因素进行准确诊断。

第二节 肱骨外上髁炎的CT表现

1. 肱骨外上髁炎的CT征象

肱骨外上髁炎的CT检查主要是为了评估关节骨骼结构的变化和确定诊断病因，同时也可辅助制定治疗方案。以下是肱骨外上髁炎在CT检查中可能呈现的一些表现。

（1）骨赘形成：肱骨外上髁炎可出现肱骨外上髁位置的骨质增生，形成向外和向上的钩状骨赘，即所谓"网球肘"。骨赘显著或有钩状趋势者往往疼痛更明显（图3-5）。

（2）骨质破坏：当肱骨外上髁炎复杂且严重时，可伴随有肘部疼痛及关节僵硬、功能受限，CT检查表现为肱骨外上髁呈密质骨质损失或形态异常。

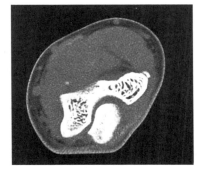

图3-5 肱骨外上髁炎CT图像
外上髁骨赘形成

（3）肌肉断层面：在CT扫描中，可以通过某些特定面位重建肘关节的层面影像，找到与肱骨外上髁炎相关的肌肉、肌腱、神经等软组织结构的病变表现。

肱骨外上髁炎通常是一种轻度损伤，以软组织炎症为主，所以CT扫描评估其腱鞘、软组织的病变，纵切面、横切面影像较差。CT图像更多是用于排除其他肘部疾病并提供一定的解剖信息。如果需要准确地观察肱骨外上髁炎的软组织情况，则应使用MRI或超声等更适合的影像学检查技术。

2. 肱骨外上髁炎 CT 报告

肱骨外上髁炎的 CT 检查报告是诊断和治疗该疾病的重要依据之一。

报告中应包括患者的基本信息和检查日期，如姓名、性别、年龄等。

描述影像特征应该用明了、简洁的语言描述 CT 影像表现，包括病变的位置、大小、形态和关系等，以确定肱骨外上髁炎的位置和程度，并排除与其他病变的混淆。

报告应包括官方结论，如骨折、滑膜囊肿、骨质疏松等肱骨外上髁炎相关的病变情况，以及对肱骨外上髁炎的诊断进行评估。

在写报告时需要注重语言简洁、规范、明确、具体，避免主观性和推断性，并结合其他影像学检查方法来进行诊断，提高诊断准确性。

第三节　肱骨外上髁炎的磁共振表现

1. 肱骨外上髁炎的 MRI 征象

肱骨外上髁炎的 MRI 检查常常用于诊断疾病，确定病变范围和制定合适的治疗方案。MRI 扫描包括 T1WI、T2WI、PDWI（质子密度加权像）和 STIR 等序列。

正常附着于肱骨外上髁部的伸肌总腱在 MRI 表现为低信号影，其边界清晰，尤其在冠状面 T2WI 上显示较清晰。当肱骨外上髁处的肌腱筋膜有损伤或发生部分性撕裂时，在 T2WI 上可见患处出现不规则的高信号区，在冠状面脂肪抑制图像上呈高信号。肱骨外上髁炎往往伴有桡侧副韧带损伤，因此桡侧副韧带也有类似信号的改变，在冠状面 T2WI（图 3－6）或脂肪抑制图像上，肌腱在外上髁的附着点与肌腱之间可出现高信号，代表此处有水肿存在。值得注意的是，当肱骨外上髁局部被注射类固醇激素行封闭治疗后，MRI 上的注射区域也可出现高信号区，易与真正的外上髁炎所表现的高信号混淆，需结合临床做出分析和鉴别。

MRI 诊断根据肱骨外上髁炎伸肌总腱损伤程度可分为 I 级（轻度）、II 级（中度）、III 级（重度）。

（1）I 级（轻度）：肌腱连续，有增粗或变细，或轻微撕裂，撕裂区域不大于伸肌总腱起始处宽度的 20%，T2WI 上呈点片状稍高信号。

（2）Ⅱ级（中度）：肌腱撕裂区域为伸肌总腱宽度的 20% ~ 80%，T1WI 可呈条片状等或者稍高信号，T2WI 上呈高信号。

（3）Ⅲ级（重度）：肌腱撕裂区域超过伸肌总腱宽度的 80% 或肌腱完全断裂，远端回缩，T2WI 呈水样高信号。

2. 肱骨外上髁炎的 MRI 报告

报告中应包括患者的基本信息和检查日期，如姓名、性别、年龄等。应该用明了、简洁的语言描述 MRI 图像表现，包括病变的位置、大小、形态、信

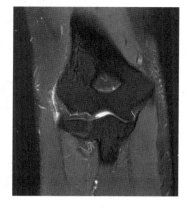

图 3 - 6　肱骨外上髁炎 MR 冠状位 T2WI 伸肌总腱损伤

号强度和关系等，以确定肱骨外上髁炎的位置和程度，并排除与其他病变的混淆。报告应包括官方结论，如骨折、滑膜囊肿、骨质疏松等肱骨外上髁炎相关的病变情况，以及对肱骨外上髁炎的诊断进行评估。在写报告时需要注重语言简洁、规范、明确、具体，避免主观性和推断性，并结合其他影像学检查方法来进行诊断，提高诊断准确性。在报告末尾，可以附上医生对检查结果的总体评价。报告中应注明 MRI 检查的具体参数设置，包括磁场强度、检查部位、序列名称、扫描层厚度和间隔等内容。

第三章　肱骨内上髁炎

　　肱骨内上髁炎又称高尔夫球肘，是一种影响肘部的慢性疾病，通常是因为重复用力导致肘部肌肉和肌腱的炎症引起的。肱骨内上髁是肱骨干部位向外突出的三角形骨突，位于肱骨上端的内侧，其主要作用是承担肘部向前弯曲时产生的应力。内上髁炎临床上多见于从事前臂反复旋前屈腕运动的患者，其损伤部位为屈肌总腱，包括桡侧腕屈肌、掌长肌、旋前圆肌、指浅屈肌、尺侧腕屈肌等肌腱。

　　肱骨内上髁炎通常表现为肘部疼痛，主要在肘关节内侧附近，可能会向下延伸到前臂。运动和握力可能会使疼痛加剧，并且会导致肌肉和关节肿胀、僵硬和运动力度下降。

　　该疾病通常出现在需要频繁向内旋肘部的人群中，如球类运动员、瑜伽或拳击练习者等。肘关节过度地到内侧活动可能是发生肱骨内上髁炎的原因之一。其发病机制多是因为肱骨内上髁处的肌肉和肌腱过度用力造成的慢性损伤，此类疾病对工作和运动都会造成困扰。

　　肱骨内上髁炎常常可以通过改善个人作息习惯、使用支撑装置、进行物理治疗和运动训练等保守治疗来缓解症状，一般情况下不需要手术治疗；但是在症状长期无法缓解或者并发其他疾病时，就需要手术治疗。

第一节　肱骨内上髁炎的 X 线表现

　　肱骨内上髁炎的 X 线检查通常可排除其他肘部疾病，但其对病情的确诊价值通常较低。其 X 线检查表现主要是排除其他诸如骨折、韧带损伤、关节炎等疾病，下面是肱骨内上髁炎在 X 线影像中可能显示的一些表现。

1. 肱骨内上髁炎的 X 线征象

　　（1）肱骨内上髁的形态改变：肱骨内上髁在 X 线图像上将呈现形态改变，可能会出现分叉、弯曲等异常表现，通常与正常的肱骨内上髁比较容易区分。

　　（2）骨质增生：X 线检查还可以发现肱骨内上髁周围的骨质增生情况，以及与肱骨内上髁连接的肱骨干的骨质增生情况。这些表现通常是由于肱骨内上髁炎引起的肌肉和韧带的牵拉或损伤所致（图3-7）。

（3）关节积液：肱骨内上髁炎还可能伴随着肘部关节积液，也可以在X线上看到液体囊肿。

需要注意的是，肱骨内上髁炎的X线表现不一定具有典型性，如果怀疑肱骨内上髁炎，除了X线检查，还可以采用MRI、CT等检查方法，以帮助确定诊断。

2. 肱骨内上髁炎的X线报告

（1）肱骨内上髁形态：描述肱骨内上髁的形态和位置，是否出现变化。

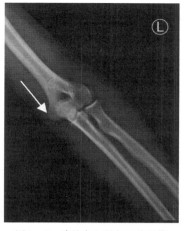

图3-7 肱骨内上髁炎X线图像

（2）骨质增生：描述肱骨内上髁周围的骨质增生情况，以及与肱骨内上髁连接的肱骨干的骨质增生情况。

（3）关节状况：描述肘关节的情况，是否出现积液或其他异常情况。

其他：其他可能影响肱骨内上髁炎诊断或治疗的因素。

总之，肱骨内上髁炎的X线报告应该是一份详细的解释，包含专业术语和解释，最终的报告应该解释肱骨内上髁炎的严重程度。

第二节 肱骨内上髁炎的CT表现

CT扫描可以以较高的空间分辨率显示肱骨内上髁、周围骨骼和关节等组织结构，可以评估骨骼破坏程度、骨质增生、软组织肿胀、肌肉萎缩等情况，CT扫描能够显示肱骨内上髁和周围解剖结构的三维图像，对手术实施、手术方案的制定和手术质量的评估都有非常重要的参考价值。

总之，CT扫描对于肱骨内上髁炎的诊断有着重要的价值。但是需要注意的是，CT扫描是一种辐射剂量较高的检查方法，在进行CT扫描之前，应该了解该检查方法的具体内容，包括检查方法、费用、安全注意事项等相关信息。

1. 肱骨内上髁炎的CT征象

（1）肱骨上的软组织肿胀：肱骨内上髁周围的软组织区可能会肿胀，这是肱骨内上髁炎的常见表现，可以在CT中清晰地显示（图3-8）。

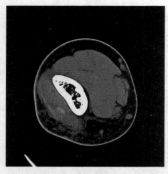

图 3 - 8　肱骨内上髁炎 CT 图像
肘部内侧软组织肿胀

（2）骨质增生：肱骨内上髁炎还经常伴有骨质增生，可在 CT 扫描图像中观察到。

（3）骨堆积：骨堆积是肱骨内上髁炎的另一种表现，在 CT 扫描图像中通常可以看到这种通过新骨生长来形成的堆积。

（4）肌肉萎缩：肱骨内上髁炎可能导致患侧上臂的肌肉组织萎缩，在 CT 扫描图像中该区域的肌肉切面积将小于对侧肌肉切面积。

（5）肱骨内上髁的形态变化：肱骨内上髁炎会引起肱骨内上髁形态的改变，如部分筛状、变形等，这些表现也可以在 CT 扫描图像中观察到。

2. 肱骨内上髁炎的 CT 报告

（1）检查日期和报告日期。

（2）患者的基本信息，如姓名、性别、年龄等。

（3）检查方法，包括扫描部位、扫描方式、扫描层数、扫描时间等。

（4）CT 扫描结果的详细描述，包括肱骨内上髁是否有形态、大小和密度变化；骨骼破坏和骨质增生，软组织肿胀；是否合并关节炎、滑膜炎等其他并发症；肌肉萎缩等。

（5）结论：根据 CT 扫描结果，给出诊断和建议，如是否需要后续检查、治疗方案等。

（6）撰写人姓名和职称，报告的签字和盖章。

第三节　肱骨内上髁炎的磁共振表现

肱骨内上髁炎通常会伴随着软组织的肿胀和纤维化，通过 MRI 检测出来，从而评估炎症的程度以及影响范围。

肱骨内上髁炎通常伴随着骨质破坏，MRI 有助于评估骨骼和关节的破坏程度，从而制定合适的治疗方案。

关节滑膜炎是肱骨内上髁炎的常见并发症，MRI 可以帮助检测滑膜炎的程度、范围和炎症程度，以指导治疗方案。

MRI 对于肱骨内上髁炎诊断有很高的价值，能够帮助医生更准确地诊断和评估病情、指导治疗方案。

1. 肱骨内上髁炎的 MRI 征象

（1）T1 加权序列：屈肌总腱在 T1 加权序列中呈等信号或稍低信号，与周围正常骨组织信号相比略低或相当。

（2）T2 加权序列：在 T2 加权序列中，屈肌总腱常呈现出高信号，周围软组织显著水肿和胶样变，这是因为 T2 能够显示出炎症、水肿（图 3 -9）。

（3）强化 T1 序列：在强化 T1 序列中，肱骨内上髁炎呈现出较高的信号，与其他病变区域强化相比可能略高或显著高。这是因为对比剂会进入炎症病变区域，导致信号增强。

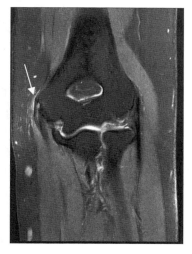

图 3 -9 肱骨内上髁炎 MR 冠状位图像

总的来说，不同 MRI 序列在肱骨内上髁炎的诊断中，可以提供不同的信息和影像特征，T2 序列在肱骨内上髁炎的诊断中有着极高的敏感性，可以更好地显示软组织水肿和炎症病变，而增强 T1 序列更适合于诊断病变程度和范围，并且有助于了解病变的动态变化，能够更加全面、准确地评估病情和协助治疗。需要注意的是，不同病变状态下的信号表现有时会有所不同，应当根据临床实际情况进行综合分析判断。

2. 肱骨内上髁炎的 MRI 报告

报告中应包括患者基本信息、检查日期，简明叙述病变位置、大小、形态、信号强度等，确定肱骨内上髁炎的位置、范围、程度和毗邻关系，并排除其他易混淆的疾病。写报告时需注重语言简洁、规范、明确、重点突出。报告中应注明 MRI 扫描参数、序列、层厚、检查部位等。

第四章　鹰嘴滑囊炎

滑囊是一个潜在的空间，其边缘由滑膜构成。在肘关节周围有很多滑囊；然而鹰嘴滑囊是滑囊炎症最常发生的位置，二头肌－桡骨滑囊是第二容易发生滑囊炎的位置。鹰嘴滑囊位于鹰嘴的表面，可以减小位于其下方的尺骨近端骨性突出处表皮的摩擦力。二头肌-桡骨滑囊位于桡骨的二头肌粗隆和二头肌腱的远端之间。

引起鹰嘴滑囊炎的原因有三种：①与反复活动或滑囊压力相关的慢性（无菌）滑囊炎；②由于直接创伤导致的出血性滑囊炎；③由于直接蔓延或者血源性播散导致的化脓性滑囊炎。慢性鹰嘴滑囊炎是最常见的鹰嘴滑囊炎形式，并且证明与风湿性关节炎、痛风及其他的晶体沉积物疾病相关。化脓性鹰嘴滑囊炎可能与免疫功能损害有关。

鹰嘴滑囊炎患者会报告在覆盖鹰嘴的区域出现疼痛和肿胀。在急性滑囊炎病例中，患者可能主诉肘部直接创伤的病史，更为隐匿。可能与反复活动的病史有关，而外来物穿透或者系统性疾病可能并发化脓性滑囊炎。

鹰嘴滑囊炎通常出现鹰嘴区域明显肿胀，通常有波动感，尽管在偶尔情况下肿胀物是紧绷的。如果出现感染，可能出现红斑和液体流出。应该对肘关节活动度进行评估来研究是否可能存在伴发肘关节化脓性关节炎。

应用肘部拍摄 X 线片来排除在创伤性损伤中出现的外来物和（或）骨折。偶尔可能在鹰嘴上发现骨刺。尽管 MRI 不是常规检查，但可能有助于通过显示在化脓性滑囊炎情况下出现的明显的滑囊小腔形成、三头肌腱增厚和软组织增加来鉴别无菌和化脓性鹰嘴滑囊炎。由于二头肌-桡骨滑囊炎本来就不常见，因此在这种情况下，MRI 可能更有助于研究如二头肌远端损伤之类的其他病理情况。

第一节　鹰嘴滑囊炎的 X 线表现

应用肘部拍摄 X 线片来排除在创伤性损伤中出现的外来物和（或）骨折。偶尔可能在鹰嘴上发现骨刺（图 3－10）。

鹰嘴滑囊炎 X 线检查报告书写的一般规范如下所述。

（1）患者信息及病史：应提供患者的姓名、性别、年龄、就诊日期等基本信息，患者病史、主诉、病程等信息也应一并提供。

（2）影像描述：应详细描述 X 线片的成像情况，对肩关节、肩胛骨、锁骨、上臂骨等部位的形态、骨质结构和骨性突出等进行恰当的描述，以突出鹰嘴滑囊炎的影像特征。同时，也需要注意其他可能存在的病理学改变。

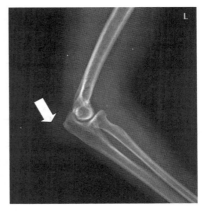

图 3 – 10　鹰嘴滑囊炎 X 线侧位片
软组织局限性突出

（3）诊断和结论：应根据影像学表现确定鹰嘴滑囊炎的诊断，并对疾病的程度、部位进行描述，以便临床医生进行精准治疗。

（4）注意事项：应注意肩关节阴影、肌肉纹理和软组织（包括肩袖肌腱、滑囊、肩旋转肌肉）的影像学表现，并与健康的对称侧进行对比。在不确定的情况下，可以与其他影像学检查方法相结合。

第二节　鹰嘴滑囊炎的 CT 表现

CT 能够显示肱骨、尺骨、桡骨等部位的骨性改变。在鹰嘴滑囊炎患者的 CT 影像上，可以看到鹰嘴骨性增生和局限骨刺。

在一些严重的鹰嘴滑囊炎病例中，可以出现关节的骨性融合现象，在 CT 影像中这种情况也能够被准确显示。

与 X 线检查相比，CT 能够清晰地显示鹰嘴滑囊炎中的软组织情况，如滑囊的疝出或增厚，肩袖肌腱的病理改变等。

CT 可以对患者的骨质密度进行测量和评估，并进一步了解骨质变化，从而更准确地诊断鹰嘴滑囊炎。

尽管 CT 检查能够提供较为清晰的鹰嘴滑囊炎相关信息，但在进行前需要详细了解临床病史及相应的临床表现。此外，需要对放射性辐射的风险进行评估和控制，避免患者受到过多的放射性伤害。

1. 鹰嘴滑囊炎的 CT 征象

（1）钙化：钙化是指在组织内堆积的钙盐沉积，出现在通常的炎症、肿瘤或受损组织中。鹰嘴滑囊炎时，CT 检查可以显示鹰嘴滑囊内的小钙化区域，这是一种明显的鹰嘴滑囊炎表现。

（2）骨质增生：CT 扫描可以描绘鹰嘴滑囊炎后所导致的鹰嘴骨质增生。

（3）滑囊病变：在 CT 检查中，可以发现鹰嘴滑囊及其周围结构。CT 可以显示滑囊囊量变大、轮廓模糊、形态不规则等病变表现。

2. 鹰嘴滑囊炎的 CT 检查报告

（1）明确患者信息和病史：在检查报告中，需要注明患者的病例编号、姓名、性别、年龄等基本信息，同时还需要提供症状、治疗历史等病史信息。

（2）影像描述：需要详细描述 CT 影像的成像情况，包括采集设备、参数设置、扫描方式和结果等。应结合临床情况对发现的异常进行定位和描述，并明确异常的形态、形状、位置等特征。对于鹰嘴滑囊炎，应着重描述肱三头肌肌腱位置变化、骨质增生、滑囊囊量变大等影像表现。

（3）诊断和结论：针对鹰嘴滑囊炎的检查结果，需要提供具体的诊断和结论，包括病变程度、位置、大小等信息，并对其他可能存在的病变进行鉴别诊断。

（4）注意事项：注意肘关节和周围软组织的影像学表现，如肱三头肌肌腱、滑囊等，并需与对应的对侧肘关节进行对比。如病变不确定，可采用其他影像学方法或合并进行检查。

第三节　鹰嘴滑囊炎的磁共振表现

与其他影像学检查方法（如 X 线检查和 CT 扫描）相比，MRI 具有更高的结构分辨能力和对软组织的识别能力，不仅可以提供更准确的鹰嘴滑囊炎诊断，还能详细了解肩袖肌腱的情况和周围组织的微小变化。

MRI 可以清晰地显示肩关节周围的软组织结构，包括滑囊、肩袖肌腱、肱二头肌肌腱等，有助于早期诊断和鉴别诊断。MRI 可以直接观察到病灶的范围和类型，如肌腱的撕裂、损伤、退化等，明确病灶范围。MRI 可以提供多方位图像，不仅可以更好地展示组织结构的分布和形态，还可以提供更全面的信息。如果需要对鹰嘴滑囊炎进行更准确的定位和分析，MRI 检查可能是一种非常有价值的选择。

1. 鹰嘴滑囊炎的 MRI 征象

（1）T1 加权图像（T1WI）：T1WI 序列用于检测肌腱的解剖结构，以及判断肌腱、滑囊和肌肉组织等的信号强度。正常肌腱呈现中等信号，滑囊信号相对低。

（2）T2 加权图像（T2WI）：T2WI 序列用于检测肌腱的炎症和肿胀等，鹰嘴滑囊炎的病变区域呈现高信号强度。

（3）T2 脂肪抑制序列：T2 脂肪抑制序列通过抑制脂肪组织的成像，可以更好地显示病灶位置和大小，对于早期鹰嘴滑囊炎的检测有一定的帮助（图 3 - 11）。

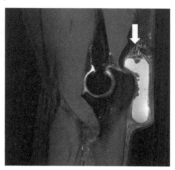

图 3 - 11　鹰嘴滑囊炎 MR 图像

2. 鹰嘴滑囊炎的 MRI 报告

（1）基本信息部分

①报告开头注明患者的姓名、性别、年龄、检查时间等。

②报告中应明确扫描部位和所用的 MRI 序列和参数等。

（2）检查结果部分

①检查结果应该简明扼要地描述、显示肘部相关的器官、组织和病变特征。

②描述病变程度：引用统一的尺度或标准来描述鹰嘴滑囊炎病变的程度是比较标准的方法，并可附加文字描述。

③明确鉴别诊断：病变部位不清晰时，需与其他常见疾病（如肱二头肌远端损伤）鉴别。

（3）总结和建议：对患者病情进行总结，明确说明本次 MRI 检查结果所发现的问题和需进一步进行的检查或治疗方案，同时应当附带医生的签名。

第五章　桡骨小头脱位

桡骨小头脱位，也称为肘关节桡侧不全脱位，在肘关节桡侧关节囊断裂的情况下发生，导致桡骨头脱出肱骨滑车，并与肘部的尺骨形成相对的平面关节。

突然发生肘部疼痛、肿胀和僵硬感，在肘关节弯曲和伸直时感觉到骨头突出，同时可能会出现肘关节的变形及活动度下降。

桡骨小头脱位的原因通常是由于肘关节的外部直接打击或者将身体负重落到了手臂上，使得肘关节发生极度伸展或转动，导致桡骨头脱离肘部的关节囊。

医生通常需要进行详细的身体检查，配合肘关节的 X 线和磁共振（MRI）检查来明确诊断。在一些情况下，医生需要对肘部进行麻醉以减轻患者疼痛并顺利进行检查。

对于桡骨小头脱位的诊断，X 线检查和 MRI 检查是两种常见的影像学检查方法。其中，MRI 检查对于桡骨小头脱位的诊断价值更大。①MRI 检查可以更好地评估软组织：X 线可以识别骨骼结构，但对于肘部关节周围的软组织如肌腱和肌肉轮廓等特征不能很好地显示，而 MRI 则可以将肌腱、韧带、软骨和周围的其他软组织清晰地呈现出来。②MRI 对于桡骨小头脱位的诊断更为准确：X 线可能无法检测到桡骨小头的细微移动，而 MRI 可以检测到其细微的位移，能够提供更为准确的诊断信息。③MRI 观测关节内部的情况较为清晰：在桡骨小头脱位时，骨骼组织的移位会使肘部的软组织反常。MRI 对于损伤部位周围软组织的浸润和水肿的体现、撕裂标记等，可呈现出更为详细的结构形态，提供更为全面的信息。

对于桡骨小头脱位的诊断，MRI 比 X 线检查对于肘部周围的软组织有更好的评价，而且能够检测到细微的位移，进而提供更准确的诊断信息。

一、桡骨小头脱位的 X 线检查的体位

患者应坐在检查床上，患肢取伸直体位，上臂贴紧身体，肘部呈 90°屈曲。在拍摄时，肘部应伸直在同一平面上，手掌朝上放在检查床上，此时在拍片的时候需要确保肘关节在同一平面上。患肢屈曲体位：如果在伸直体位下不能显示明显脱位，可以采用患肢屈曲体位进行拍摄。此时，患者应该以同样的姿势坐着，但是手臂应保持在身体前面，肘部呈 90°屈曲，手掌朝上。在拍摄时需要确保肘关节在同一平面上。

二、桡骨小头脱位的 X 线征象

（1）桡骨头脱出：会有桡骨头与上臂之间的距离增大的表现。这个距离为 1~2mm，并且比健康肘部更大。此外，肘部骨是否缺损或者肘关节的位置是否合适也是需要注意的（图 3-12）。

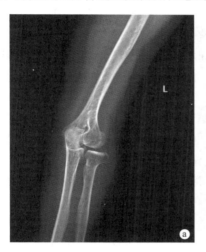
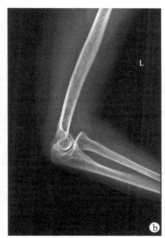

图 3-12　桡骨小头半脱位 X 线图像
a. 桡骨小头脱位 X 线正位；b. 桡骨小头脱位 X 线侧位

（2）小臂内侧改变：当桡小头脱臼时，患侧小臂内侧远离上臂，造成一定程度的畸形，比健康的小臂沿角度更大，向内倾斜更明显。

（3）小臂外侧特征：同时，桡骨小头脱臼，尺骨尖端会向外突出，同时，小臂外侧与上臂的夹角较肘部内侧的位置更小，形成一个角度尖锐的形态，整体形态与健康肘部有着明显差异。

（4）其他影像特征：肘关节周围的软组织如韧带和肌肉可以受到压缩和损伤，肘关节会变形，导致肌肉松弛和脱力。

肘部桡骨小头脱位的 X 线影像特征主要表现为肘部桡骨头与上臂间距增加，小臂内侧远离上臂，造成畸形，小臂外侧与上臂的夹角尖锐，其他影像特征主要是软组织损伤。医生需要结合临床情况及其他影像学检查进行诊断。同时，患者在接受 X 线检查前，应向医生告知自己的病史及外伤原因，以便医生能够更好地诊断和治疗。

三、桡骨小头脱位的 X 线报告

报告的开头应该标明患者的姓名、性别、年龄及检查时间和检查医院。报告中明确说明 X 线检查的目的是为了检查肘部是否存在桡骨小头脱位或其他疾病等。

描述肘部正、侧位 X 线片的影像特征。报告描述可以简述或是清晰明了，主要包括是否有桡骨小头脱位，桡骨头和肱骨之间的距离是否有增加，肩胛骨、肘骨及尺骨与关节的相对位置是否正常等特征，并且对于影像中出现的异常、损伤等特征要提出注释，补充说明相关诊断。

报告应包括官方结论，对于桡骨小头脱出的程度和类型做出诊断，同时提供诊断的可信度及诊断时间，以及是否需要应用其他医学影像技术或者其他治疗方法作为进一步检查/治疗的提示。

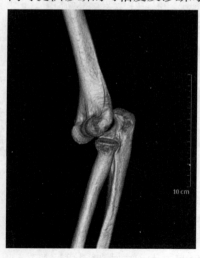

进行报告时需要注重语言简洁明了，同时术语规范明确，报告书写尽量客观、准确，注意避免主观性和推断性，尤其需要避免在报告中加入任何假设或推测性质的意见。

CT 在桡骨小头脱位中的诊断价值是发现细微骨折以及三维重建观察关节脱位的整体情况，一般情况下 X 线已能明确诊断，无特殊情况不需要做 CT、MRI 进一步检查（图 3 – 13）。

图 3 – 13　桡骨小头脱位 CT 重建 VR 图像

第六章　肱二头肌肌腱损伤

肱二头肌肌腱位于上臂前侧，其功能主要是前臂的旋后，其次是参与肘部的弯曲动作。肱二头肌在近端有两个头，短头起自肩胛骨喙突，长头起自肩胛骨盂上结节的上部。止点位于肘前窝内的桡骨粗隆上。在粗隆上，二头肌的短头附着在远端，长头附着在近端，像一条带子附着在粗隆的尺侧面。肱二头肌长头单独收缩时，可将肩关节外展与内转。肱二头肌短头单独收缩时，可将肩关节内收。二头肌腱膜是一扁平的组织，从远端肌腱的内侧延伸到屈曲肌 - 旋前肌群的深筋膜，起自于短头肌腱。

肱二头肌肌腱损伤是指肱二头肌肌腱的部分或全部损伤，往往伴有突然的肘前窝疼痛，并主诉肘关节屈曲运动及旋后时力量减弱和（或）疼痛。肱二头肌是一条很重要的肌肉，肌腱在活动时承受着较大的力量和张力。而长时间的高强度锻炼和重复同一动作会导致肌肉疲劳和过度使用，增加了肌腱损伤和撕裂的风险。在做剧烈的上肢运动（如举重或投掷等）过程中突然加大的力量通过肱二头肌，增加了肱二头肌肌腱的压力和受力程度，会导致肌腱部位的损伤和裂纹。随着年龄的增长，肌肉和韧带等连接肌肉的组织变得更加脆弱和有限，这会导致肱二头肌肌腱的强度和耐用性下降，增加了肱二头肌肌腱损伤的风险。突然或长时间积累的创伤，引起肩肘部的肿胀、疼痛和痉挛，最终导致二头肌腱损伤。肌肉不平衡、生物力学因素、关节病变和骨质疏松等因素都可能增加肱二头肌肌腱损伤的风险。

受损的肱二头肌肌腱周围会出现明显的疼痛，多数情况下疼痛会伴随运动或在运动后表现的更明显。肌腱损伤后，周围可能会出现肿胀和灼热感，导致受影响的肢体局部明显变形和肿大。除了疼痛和肿胀以外，肱二头肌肌腱损伤还可能导致患者肩臂肌肉肌力和活动度的局部限制，以及肩肘关节活动不同程度的受限制等。运动或负荷后，受损肱二头肌肌腱引发炎症加剧疼痛和不适感，痛感大致指向腱骨附着点。湿冷天气和晨起后形如针刺般的痛感和刺激等症状，常出现在患病肘部周围关节处。一些患者可能会出现手臂肿胀、潮红，或是在肌腱损伤部位可感受到肌腱膨胀、变形和异常状况等表现。

肱二头肌肌腱损伤的 X 线检查、CT 和 MRI 都是对肱二头肌肌腱损伤的常规影像诊断方法，它们各有不同的优点和适应证。

X 线检查：X 线检查主要用于排除骨折或骨性损伤，但对于轻度肌肉损伤如一般的肱二头肌肌腱损伤并不敏感，对于肌肉或软组织的评估能力相对偏弱。

CT 检查：CT 检查可以产生平面和三维图像，对于损伤的深度和范围具有较高的分辨率和精度。肱二头肌肌腱的撕裂情况和肱骨骨质情况都可以通过 CT 扫描图像得到清晰显示。

MRI 检查：MRI 检查能够显示肱二头肌肌腱及其周围软组织的情况，可以更准确、便捷地检测肌腱损伤，肌腱反复起伏的形态、周围平面内关节内侧的评估都可以展示出来，并能观察到周围的显著炎症或肿胀。

因此，对于肱二头肌肌腱损伤的影像诊断，可根据病情来决定不同影像表现的方法。针对初期急诊或检查过程中，推荐初始化为 X 线检查，紧接着根据 X 线发现结合临床症状选择 MRI 或 CT 检查，以实现更全面和准确定位的病变部位可视化。

第一节　肱二头肌肌腱损伤的 X 线表现

1. 肱二头肌肌腱损伤的 X 线征象

肱二头肌肌腱损伤后，由于腱骨附着点周围的压迫和磨损，肱骨下端会出现不同程度的骨性改变，如骨质增生、骨赘、骨刺等征象。肱二头肌肌腱损伤后，还会引起周围软组织的改变，包括肩肘关节周围的浮肿、肌肉的纤维分裂、肿胀和钙化点等。肌腱损伤后，可能会引起肘后沟宽大，即肘关节后方骨结构过于分散，上肢粗强的人由于在此处作为肘关节屈曲点通常表现得比较显著。肱二头肌肌腱的损伤可能会导致肱骨下端的外形改变，如骨质受损、骨折、位移、脱位等；肱骨下端外形的不寻常，包括向前位移或严重形变，也常常提供诊断参考。损伤后的肱二头肌可能会从正常位置移位，使肩关节位置出现异常，如肱骨头上翘、肩袖向回翻或前移等（图 3 – 14）。

X 线检查不是肱二头肌肌腱损伤的最佳影像学检查方法，对于一些轻微的肌腱损伤尤其有限，这时就需要采用其他更敏感和精确的影像学检查方法来诊断损伤情况。

2. 肱二头肌肌腱损伤的 X 线报告

报告书写人员应该准确地标明患者的个人信息，包括姓名、年龄、性别、检查日期等基本信息，遵守医疗保密原则。

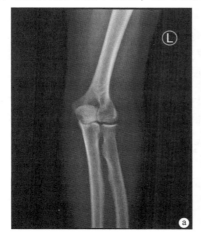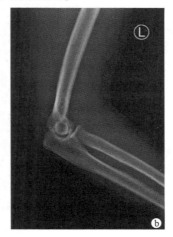

图 3 - 14　肱二头肌肌腱断裂 X 线图像

a. 肱二头肌肌腱断裂 X 线正位；b. 肱二头肌肌腱断裂 X 线侧位

报告应清晰而简明地说明检查部位，然后陈述任何骨性或非骨性的改变，最好也能将它们和其他疾病区分开，并提出损伤等级的评定等各种比较严谨的描述方式。

报告中需要具体注释图像中的异常表现，并关联到可能的肱二头肌肌腱损伤，注意包括钙化点、骨质增生和骨赘等上一个步骤中讲述到的各种表现，并规定其可能代表的病理性质。

如有可能，最好为影像资料添加量度标尺，这可帮助评估并同其他检查结果进行比较。同时注意在报告中左右是有显著的区别性质的。

报告还应在总结中简要描述检查结果、诊断和建议。应该对可能的不确定性或迷惑性病史提出有所察觉的警告，并强调任何必要的随访或进一步检查。

第二节　肱二头肌肌腱损伤的 CT 表现

1. 肱二头肌肌腱损伤的 CT 征象

肱二头肌肌腱损伤的 CT 检查可以提供更清晰的三维图像来评估肱二头肌肌腱的情况。

（1）肱二头肌肌腱缺失：在 CT 扫描图像上，损伤的肱二头肌肌腱可能会出现部分或完全缺失的现象。这种情况是由于肌腱在疼痛或损伤后缩短或断裂，形成明显间隙或断裂导致。

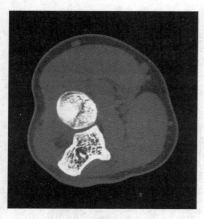

图 3 – 15 肱二头肌肌腱损伤 CT 图像

桡骨头骨折，肱二头肌肌腱损伤

（2）肱骨下端骨折：肱二头肌肌腱损伤通常与肱骨下端骨折紧密相关，这种骨折可能与肱骨结构的不同程度移位相关。CT 影像能够提供比较清晰的图像表现，包括肱骨骨折的类型和部位以及相关的骨折片段的数量和形态，从而更好地评估和处理肱二头肌肌腱损伤（图 3 – 15）。

（3）肱桡关节突偏移：肱二头肌肌腱损伤可能导致肱头关节突产生偏移且可有不同程度的变形或肌肉膨胀。CT 扫描可清晰显示关节位置偏移的程度或状态，有利于损伤的评估。

（4）纤维膜增厚：在肱二头肌肌腱断裂的早期或反复伸展性过度时，围绕损伤部位可能出现纤维膜增厚和增强等现象。CT 的增强扫描能够清晰表现其情况，协助与其他相关情况加以比较评估。

需要注意的是，肱二头肌肌腱损伤的 CT 检查需要通过合理的参数设置来获得更准确的图像，包括螺旋扫描模式、扫描层厚度和间隙等。影像学检查人员需要结合患者情况和临床表现，进行个性化参数设置，以获得最佳的影像学表现和诊断结果。

2. 肱二头肌肌腱损伤的 CT 报告

报告书写人员应该准确地标明患者的个人信息，例如姓名、年龄、性别和检查日期等基本信息。同时要遵守医疗保密规定，保护患者的隐私不受侵犯。

报告应清晰而简明地描述检查部位，然后详细描述任何骨性或非骨性的改变，如骨折、软组织水肿以及肱二头肌肌腱缺失等现象。确认断面位置，形态和数量等变异因素，并对其进行分析和准确地描述。

报告需要具体说明肱二头肌肌腱损伤在 CT 影像上的表现形式，应关注缺失程度、阴影特征、钙化点分布、关节窝间距等细节，可通过数字重建图像完善评估和描述；同时和其他疾病进行比较，以便给予诊断和未来照护的详细指导。

如果可能，可以提供曲线重建图像以及体表距离计量标尺，以协助医生进一步评估肱二头肌肌腱损伤的程度和位置。同时，可安排医生在专业软件下更详细地加工定量化分析评估，获得可视化结果及时进行交流。

在总结中，应该简要描述检查结果并提出任何必要的后续行动。需要关注可能存在的偏倚或不确定性，并决定任何必要的随访，建议至少有两位医生联合解读报告。

第三节　肱二头肌肌腱损伤的磁共振表现

1. 肱二头肌肌腱损伤的 MRI 征象

（1）T1 加权图像序列：T1 加权图像序列是影像学评估疾病的一种常用方法。在 T1 加权图像序列中，肱二头肌肌腱通常呈现低信号或中等信号。健康的肱二头肌肌腱组织通常呈现均一信号和线状形态，而损伤的肱二头肌肌腱则会出现信号异常并呈现均匀或非均匀的低信号，这是由于骨钙化或腱组织分泌的物质所致。

（2）T2 加权图像序列：T2 加权图像序列可用于评估肌腱的炎症、肿瘤和损伤等问题。在 T2 加权图像序列中，肱二头肌肌腱通常呈现高信号，有助于检测软组织病变，包括液体积聚和肌腱水肿等典型表现。

（3）脂肪抑制加权图像序列：脂肪抑制加权图像序列通过抑制脂肪信号可以更清晰地显示非脂肪成分。在肱二头肌肌腱损伤的评估中，脂肪抑制加权图像序列能够显示肱二头肌肌腱内部的钙化斑块和纤维膜增厚等变化，并可去掉脂肪信号干扰，在评估疾病时非常有用（图 3 - 16）。

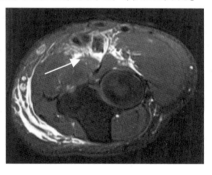

图 3 - 16　肱二头肌肌腱损伤的 MR 横轴位图像

（4）三维（3D）重建序列：3D 重建序列可将多张二维图像拼接成三维图像，从而更容易地观察和分析肱二头肌肌腱的形态和大小，同时更容易观察腱损伤的部位和程度，方便医生进行手术设计和治疗规划。

2. 肱二头肌肌腱损伤的 MRI 报告

应该准确地标明患者的个人信息，例如姓名、年龄、性别和检查日期等基本信息。同时要遵守医疗保密规定，保护患者的隐私不受侵犯。

报告应清晰而简明地描述检查部位（肱二头肌肌腱），然后详细描述任何骨性或非骨性改变，如骨折、软组织水肿、退化和损伤等现象。通过各种方式评价肱二头肌肌腱的形态，如厚度、密度以及信号改变的描述等。

报告需要具体说明肱二头肌肌腱损伤在 MR 影像上的表现形式，应关注信号强度的改变情况、纵向延伸长度和横向厚度等信息，这些信息有助于判断损伤的类型、部位和程度。

如果可能，可以提供曲线重建图像以及体表距离计量标尺，以协助医生进一步评估肱二头肌肌腱的形态和大小。和其他疾病和依据其他检查病历进行比较，以便给予诊断和未来照护的详细指导。

在总结中，应该简要描述检查结果并提出任何必要的后续行动。需要关注可能存在的偏倚或不确定性，并决定任何必要的随访，建议至少有两位医生联合解读报告。

第七章　肱三头肌肌腱损伤

肱三头肌肌腱损伤最常见的症状是肘部或肩部感到疼痛。疼痛可能是轻微或剧烈的，也可能是间歇或持续的。肌肉肿胀。肱三头肌肌腱损伤也可能使手臂在特定活动过程中出现关节疼痛和不适感觉，这时候手臂的外展运动或旋转运动将会受到不同程度的限制。日常活动中，当发生肱三头肌肌腱损伤时伸手抓物或提物会出现困难和费力现象。潜在'Snap'噪音：在一些情况下（通常为断裂或极其严重的肌腱损伤），当肱三头肌肌腱插入点发生变化或肌肉出现拘束时，可能出现类似弹簧松弛的噪音。这也是关节内破坏的表现之一。局部触诊时，通常会出现一个特定的肌肉压痛点。这个点通常位于肱三头肌附着点的上方区域。

总之，不同程度的肱三头肌肌腱损伤，肌肉功能和解剖结构、病因等因素引起的症状和体征可能有所不同，确诊时需要医生进行严密、系统的检查和放射科评估。

第一节　肱三头肌肌腱损伤的 X 线表现

1. 肱三头肌肌腱损伤的 X 线征象

（1）骨刺样骨性增生：肱骨上远端第一肌骨节的侧面，可显示像小骨刺一样的骨性增生，在长期重复性过度使用或因其他原因导致肱三头肌肌腱炎症的情况下会更加突出。

（2）钙化和骨关节胶原化病变：X 线胸片检查时显示肘部的内侧或后部（患侧），这可能意味着肱三头肌肌腱在或靠近肘关节处发生钙化并逐渐发生了钙沉积或关节胶原化病变，通过此方法进行诊断效率较高。

（3）肘后突增大：由于肱三头肌肉或肌腱受到扭伤或拉伤，导致肱三头肌肉或肌腱的肘后部分膨胀增大，肘关节伸直时突出的体积增大（图 3 – 17）。

（4）肘部关节腔变窄：X 线检查显示与肘关节腱鞘炎或肘部退化变形有关的肘部关节空间变窄，腔内不规则的关节面及钙沉积。

X 线等影像学检查无法直接确定肱三头肌肌腱损伤是否存在，但可以帮助发现并排除其他诊断，了解关节附近可能存在的病变。

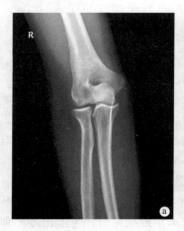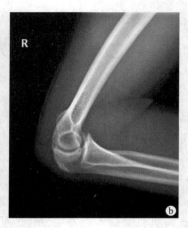

图 3 – 17　肱三头肌肌腱损伤 X 线图像

a. 正位；b. 侧位示肘后部软组织肿胀

2. 肱三头肌肌腱损伤的 X 线报告

应该写明患者的个人信息，例如姓名、年龄、性别和 X 线拍摄日期等基本信息。

报告应清晰而简明地描述 X 线拍摄部位（肘部），然后详细描述肱三头肌肌腱的任何骨性或非骨性改变，如骨折、骨刺、关节面下移位或者其他可能的骨质变化。需要进行结构层次分析并解释。

报告需要具体说明肱三头肌肌腱损伤在 X 线影像上的表现形式，需详细发现肱三头肌骨结节与周围关节部位可能的任何异常表现，例如骨骺骨质异常、滑脱变形等。关注关节内外部构造与形态，包括肱骨与桡骨的半径之间的距离，肱骨下端髁突与尺骨鹰嘴之间的距离及形态等。

当 X 线表现不充分或缺乏特征时，可能需要进行其他影像学检查（如 MRI 或 CT）以获得更精确的图像来帮助确定肱三头肌肌腱损伤和其他相关问题。可以给出进一步检查的建议。

第二节　肱三头肌肌腱损伤的 CT 表现

1. 肱三头肌肌腱损伤的 CT 征象

肱三头肌肌腱损伤的 CT 检查征象因具体位置和损伤程度不同而异。

（1）钙化：当肌腱损伤时，钙化沉积是常见的反应之一。CT 扫描可以显示肱三头肌肌腱内或近侧钙沉积的位置、大小和形状。一些钙沉积体积可以是较小的，不会影响肱三头肌功能，但是在较为严重的情况下可能会引起肿胀和局部压痛（图3-18）。

（2）肌腱完全断裂和部分撕裂：CT扫描可以评估肱三头肌肌腱损伤的程度。当肌腱完全断裂时，肱三头肌肌腱将缩短，这一点可以通过测量肌腱的长度和肘关节角度来反映。此外，部分撕裂也可以通过CT扫描来显示，表现为肌腱断裂的呈"部分断层"的特殊表现。

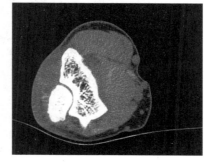

图3-18 肱三头肌肌腱损伤CT图像
尺骨鹰嘴周围软组织肿胀

（3）骨折：肱三头肌肌腱断裂时，骨折也是常见的。CT扫描能够清晰地检测肱骨骨质异常，检测到任何骨折和骨脆性合并症。

（4）肘关节稳定性的评估：CT扫描可以检测肘关节以评估发生肌腱断裂的根本原因，并评估肘关节的稳定性，以判断关节承受支撑和压力的情况。任何器械支撑将会阻碍诊断甚至引起错误的处理。

2. 肱三头肌肌腱损伤的CT报告

报告书写人员应该写明患者的个人信息，例如姓名、年龄、性别和检查日期等基本信息。同时需要遵守医疗保密规定，保护患者的隐私不受侵犯。

报告需要清晰而简明地描述肱三头肌肌腱的CT检查所发现的任何异常表现，包括钙沉积、肌腱完全断裂或部分破裂、骨折或肘关节稳定性的评估等。对于任何发现，都应详细描述其形态、大小、位置和其他相关特征。

报告也需要描述关节周围其他组织（如肌肉或骨骼结构）的任何异常表现，以帮助医生评估患者的整体情况。对于CT影像不够清晰时，可以在报告中指出，并根据需要采取其他检查技术（如MRI）予以辅助。

当存在多个异常表现时，需要进行结构层次分析并解释，可以采用CT影像分层显示等方法进一步确定诊断。

第三节 肱三头肌肌腱损伤的磁共振表现

1. 肱三头肌肌腱损伤的MRI征象

（1）肌腱撕裂：在T1加权和T2加权成像中，肌腱撕裂可以表现

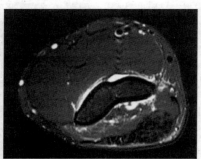

图 3 - 19 肱三头肌肌腱损伤 MR 横轴位图像

为完全或部分断裂的线性低信号区。同时，在肥厚或疼痛肌腱的隆起处可能会形成高信号亮区。此外可利用短时间反转恢复序列（STIR FSE）或脂肪饱和脉冲轴位序列（FS）进行成像，有助于快速明确受损范围（图 3 - 19）。

（2）肌腱炎症：在 T1 加权图像中，肌腱炎症表现为肌腱形态的增大和肌腱信号的降低。在 T2 加权成像中，肌腱可以表现为中等到高的信号强度，并伴有肌腱增厚和模糊的边界。

（3）钙化和骨刺：肱三头肌肌腱的钙化和骨刺是由于肌腱长期受损而引起的骨 – 肌性病变。这些病变可以在 T1 加权和 T2 加权成像中显示出来，通常表现为低信号或高信号区域。

（4）滑囊炎和滑膜增生：在 MRI 成像中可以观察到关节周围软组织的炎症和增生反应导致的滑囊炎和滑膜增生。在 T2 加权成像中，这些区域可能会呈现出高信号，更易于检测和诊断。

MRI 具有软组织对比度突出和无放射性损伤等优点，可以在某种程度上完善 CT 的局限和不足，以更加精准、安全而便捷的方式来诊断和评估肱三头肌肌腱损伤。

2. 肱三头肌肌腱损伤的 MRI 报告

应该写明患者的个人信息，例如姓名、年龄、性别和检查日期等基本信息。同时需要遵守医疗保密规定，保护患者的隐私不受侵犯。

报告需要清晰而简明地描述肱三头肌肌腱的 MRI 检查所发现的任何异常表现，包括肌腱撕裂、炎症、钙化和骨刺等。对于任何发现，都应详细描述其形态、大小、位置和其他相关特征。

报告也需要描述关节周围其他组织（如肌肉或骨骼结构）的任何异常表现，以帮助医生评估患者的整体情况。对于 MRI 不够清晰时，可以在报告中指出，并根据需要采取其他检查技术（如 CT）予以辅助。

当存在多个异常表现时，需要进行结构层次分析并解释，可以采用 MRI 分层显示等装置以帮助读者更快了解。

第八章 桡管综合征

桡管综合征是一种神经病理性疾病，起因于桡骨下端到桡骨头之间的桡管管壁的各种损伤、炎症或肿瘤等导致神经损伤和堵塞而出现一系列症状。

（1）桡骨头滑动：当桡骨头发生滑动时，桡神经在桡侧隧道内出现磨损和压力，导致创伤或压迫性损伤。表现为疼痛、奇异感（比如刺痛、蚁行感），以及手指麻木等症状。

（2）肘关节的骨刺：在桡骨下端、肘部有一些骨刺可能限制了桡神经的运动能力，也可能压迫并损伤神经。表现为手部麻木、刺痛、无力感、肌肉萎缩等症状。

（3）肿瘤或囊肿：当手腕过度使用或患有创伤时，可以在桡管周围发生肿瘤或囊肿，这些异常可以直接导致桡神经病变。表现为相应肌群疼痛、无力、手指活动受限等。

（4）重复性压迫：桡神经同时也维护了前臂肌肉的运动，反复剧烈运动导致肌肉及其周围局部水肿，也可能造成桡侧过度压迫损伤，一般以手部麻木、刺痛为主要症状。

总之，桡管综合征的临床症状取决于神经损伤的严重程度和累及范围，可能包括手指麻木、疼痛、奇异感、无力和肌肉萎缩等症状。患者应及早就医，寻求专业医生的诊疗建议与指导，制定科学的治疗计划以加速有关神经的恢复。传统的周围神经卡压综合征的诊断主要依靠其临床表现、物理检查及电生理检测，是一种主观的判断。近年来随着影像学技术的不断创新，已使周围神经卡压综合征的影像学诊断研究取得了长足进步。

第一节 桡管综合征的 X 线表现

1. 桡管综合征的 X 线征象

X 线看不到神经卡压，但是可以从一些间接影像推测可能存在神经卡压的桡管综合征。桡骨头下方的软组织肿胀或切割后的骨质增生引起桡骨头下缘增厚。桡骨头下移局部空间狭窄，桡神经受压引起肌肉萎缩（表现为段落内肌肉体积减少）可能会在肱骨小头内侧发现肱骨小头内侧骨皮质增厚。X 线检查不能直接确定神经受压的位置和严重程度，如果怀疑患者有桡管综合征，还需要结合其他医学检查来进行诊断和确定治疗方案（图 3 - 20）。

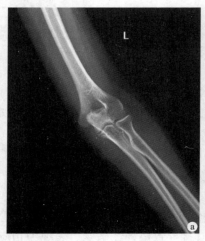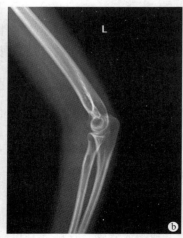

图 3 - 20　桡管综合征 X 线图像

a. 正位；b. 侧位

2. 桡管综合征的 X 线报告

报告书写人员应该写明患者的个人信息，例如姓名、年龄、性别和检查日期等基本信息。同时需要遵守医疗保密规定，保护患者的隐私不受侵犯。

报告需要详细描述肘部 X 线检查的结果，包括肘部骨骼和软组织的任何异常表现。医生需要描述影像的组织密度、肿胀程度、骨结构变形程度等细节，以帮助医生评估患者的整体情况。报告应包含所有的异常表现，包括骨刺、错位、韧带损伤等。

报告也需要描述是否有任何与异常表现相关的症状，例如疼痛、运动功能障碍等。同时还需要指明患者是否有必要进行其他相关检查，如CT 和 MRI。

简要描述检查结果，并给出任何必要的后续检查建议。

第二节　桡管综合征的 CT 表现

1. 桡管综合征的 CT 征象

多排螺旋 CT 后处理技术包括多平面重建（MPR）、最大密度投影

（MIP）、表面遮盖技术（SSD）、容积再现技术（VR）、曲面重建
（CPR）等技术的发展，使周围神经的 CT 显像成为可能。CT 可良好显
示因骨性因素造成的卡压，例如局部骨质增生造成神经移位，骨纤维管
狭窄等造成神经局部受压。神经卡压在 CT 主要表现为神经增粗或粗细
不均、密度不均等形态变化。

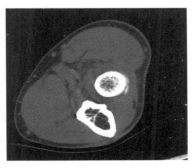

图 3 – 21　桡管综合征 CT 图像
桡骨头周围软组织肿胀

通过 CT 检查可以发现桡侧隧道的
异常征象，例如肘部骨刺、关节周围软
组织或关节囊的肿胀和粘连等，从而导
致桡神经受到压迫和损伤（图 3 – 21）。

在 CT 检查中，可以测量组织的 CT
值，按照不同程度的增强有不同表现。
骨折或破碎的部位通常表现在图像上为
低密度影。较正常情况下薄壁的桡管在
图像上显得不规则变形甚至闭塞，严重
的桡骨附着肌肉韧带可造成明显管道膨
胀。如果存在桡神经受压表现于某些截面上，则可能会出现相应症状的
影响。

通过 CT 检查，还可以检测到覆盖在桡侧缘的皮下组织如果增厚压
迫，或肌群肌肉组织萎缩造成的代偿性增生骨等，这些异常改变也有助
于进行相关诊断。

2. 桡管综合征的 CT 报告

（1）报告应包含患者基本信息，例如姓名、年龄、性别和检查日
期等。

（2）报告应详情描述 CT 检查的结果，包括肘部骨骼和软组织的任
何异常表现。医生需要描述影像表现的密度（不同旋转位置下所表现出
的 CT 值，以骨和肌肉内某些组织的密度作为标准），骨结构的变形程
度等。报告应包含所有的异常表现，如桡骨增生、不正常的肘关节形态
等表现及有关组织的异常密度变化。

（3）报告也需要描述是否有任何症状，例如疼痛、运动功能障碍
等，以及患者最初病症的具体形式和可能发生的原因等信息。同时，报
告需指出有关患者是否接受过其他相关检查（如 X 线、MRI 等）的结
论，以便后续发展出更好的治疗方案。

（4）在总结中，需要简要概括 CT 扫描结果，并给出任何必要的后
续行动和建议，以帮助医生和患者了解其个人情况；同时应尽可能地用

通俗易懂的方式来描述诊断结果，帮助患者和其他非医学相关人员方便理解，综合判断和分析病情的发展趋势和影响。

第三节　桡管综合征的磁共振表现

近年来，MRI 的硬件及各种后处理技术发展迅速，相控表面线圈、脂肪抑制技术、神经成像术及三维薄层梯度回波技术等技术的应用，使神经的 MRI 成像日趋清晰。

1. 桡管综合征的 MRI 征象

（1）T1WI 序列：在 T1WI 序列中，正常神经组织呈现为低信号强度，而异常组织（如肿瘤和病变）则可能呈现为高信号强度。肌肉和骨骼组织的信号强度较高，骨髓的信号强度也比较高。

（2）T2WI 序列：在 T2WI 序列中，正常神经呈现为低信号强度，而异常组织则呈现为高信号强度。在桡神经管病变的情况下，T2WI 序列对于显示管道的扩张及其中包含物的水肿和水含量增加等情况比 T1WI 更敏感。

（3）3D TOF 序列：3D TOF 序列可以用于观察神经血管的变化，如血管内的血栓形成。

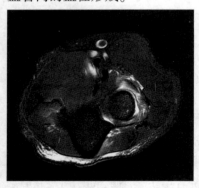

图 3 – 22　桡管综合征 MR 横轴位图像

前臂后部肌群肿胀（桡神经支配区域）

（4）STIR 序列：是一种选择性抑制脂肪信号的序列，可检测到软组织和骨骼对比度。在 STIR 图像上，诊断组织部位灰度之间有更显著的对比度，如输入手臂的神经和软组织可被精确描绘（图 3 – 22）。

2. 桡管综合征的 MRI 报告

（1）报告应包括患者的基本信息，例如姓名、年龄、性别和检查日期等。

（2）在 MR 图像的报告中，需详细描述检查到的每一个有关组织，如软组织、骨骼和神经等，对各个组织边界关系、形态、信号变化等进行详细描述，并尽可能与临床症状、既往疾病和检查数据相结合，给出初步的疾病判断。

（3）对于桡管综合征患者，需特别关注神经管、神经和周围软组织的异常变化，对于异常所在区域、范围、灰度等的变化进行描述，例如管道的扩张和狭窄、神经的压迫和肿胀等情况。

（4）如果需要使用特殊序列如三维扫描技术等，则需详细描述其检查参数，如器械、扫描速率、层厚、层间距、成像方向等。

（5）在报告结论中，需要总结 MR 检查结果并进行初步诊断，包括病变位置、范围及病情程度等方面，同时给出任何必要的后续行动和建议，以便医生和患者了解其个人情况。

第九章 旋前圆肌综合征

旋前圆肌是连接上臂与前臂的一块肌肉，旋前圆肌综合征指的是该肌肉受损导致的疼痛和其他症状。旋前圆肌综合征通常会出现疼痛症状，这些疼痛通常出现在上臂和肘部。患者可能会感到钝痛或刺痛，疼痛可能会加重或减轻，取决于患者的身体活动和姿势。患者可能会出现动作障碍，例如难以抬起手臂或弯曲手肘。有时患者可能会感到力量减弱或肌肉麻木无力。旋前圆肌综合征也可能会导致肿胀和压痛，当肌肉出现炎症和受损时，周围的组织可能会肿胀并表现出压痛。旋前圆肌受伤也可能会导致张力增高，这种情况下肌肉会保持收缩状态，导致在伸展手臂时出现拉力和疼痛。以上这些症状并不是一定会同时出现，每位患者的症状可能会有所不同。

通常来说，医生会先通过患者的症状、病史、体检等方面来了解旋前圆肌综合征的情况。如有必要，医生可能会针对性地进行其他影像检查，以更全面地了解病情。

（1）彩色超声：超声波可以显示旋前圆肌的状态、大小、形态以及局部血流情况，有助于了解肌肉或韧带的损伤程度及是否有肌肉炎症等。

（2）磁共振成像（MRI）：可以非常详细地显示软组织如肌肉、韧带等的情况，有助于检测是否有软组织受损、肌肉撕裂或拉伤等病变。

（3）计算机断层扫描（CT）检查：可以较清晰地显示出肌肉、骨骼等的立体形态，有助于诊断断骨、骨折、骨结构异常等问题。

第一节 旋前圆肌综合征的 X 线表现

1. 旋前圆肌综合征的 X 线征象

对于旋前圆肌综合征，常规 X 线检查往往不会显示出明显的异常征象，因为软组织（如肌肉、韧带等）并不容易被 X 线发现。若需要考察肌肉密度、受损情况等，则需要进行其他医学影像学检查（图 3 - 23）。

2. 旋前圆肌综合征的 X 线报告

应该注明患者的基本信息，包括姓名、年龄、性别、检查日期等。

描述检查的方法和设备，包括 X 光设备的类型、照射部位和参数，以及曝光时间等详细信息。

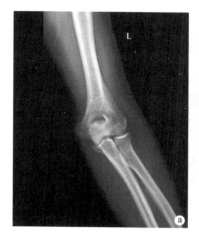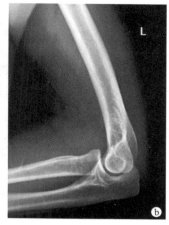

图 3 - 23　旋前圆肌综合征 X 线图像

a. 正位；b. 侧位

旋前圆肌及其周围的骨骼和软组织的检查结果，包括肌肉、韧带、肌腱，以及与这些部位有关的骨骼和关节的检查结果。

对旋前圆肌及其周围骨骼和软组织的检查结果进行解释，注意到任何可能与旋前圆肌综合征相关的发现。

报告中必须同时提供详细的诊断意见，根据检查结果而得出诊断或建议进一步检查，如其他影像学检查或其他医学方案等。

第二节　旋前圆肌综合征的 CT 表现

1. 旋前圆肌综合征的 CT 征象

旋前圆肌综合征在 CT 检查中常见的征象包括旋前圆肌区域的肌肉肿胀、水肿、滑囊炎和肱骨头的形态改变。同时，CT 检查的 CT 值和组织密度也可能出现变化。

CT 值是指计算机断层扫描中图像的灰度值，可以反映被扫描组织的密度。肌肉组织的 CT 值为 30 ~ 50 Hounsfield units（HU），而旋前圆肌综合征患者的肌肉可出现 CT 值升高或降低。当肌肉发生水肿时，由于水分的存在，肌肉 CT 值可能会降低；当肌肉发生炎症或肌肉内有出血时，肌肉 CT 值可能会升高。

组织密度变化也可能出现在旋前圆肌综合征的 CT 检查中。如肌肉肿胀和水肿所致的组织增厚，可以使肌肉区域的组织密度增加；而肌肉钙化所致的钙盐沉积则会使组织密度增加。

需要注意的是，CT 检查征象、CT 值和组织密度变化只是旋前圆肌综合征的一些指标，为做出确诊需要全面考虑临床表现、体检、影像学等多方面的因素。

2. 旋前圆肌综合征的 CT 报告

（1）报告标题和日期：确保报告的日期和患者的姓名、年龄、性别、诊断信息及检查部位均一致。

（2）检查方法：应描述所用的 CT 扫描过程，包括扫描方式，CT 设备类型、参数和扫描部位等详细信息。

（3）影像结果：描述影像所见，如肌肉肿胀和水肿、钙化、滑囊炎、肱骨头退化或形态改变等，在描述结果时应该详细、准确，并标明影像所在的位置和大小。

（4）影像印象：简要概括影像结果，对患者的病情做出综合评估和诊断，明确诊断和建议建立或执行其他继续性检查或诊疗措施。

第三节　旋前圆肌综合征的磁共振表现

1. 旋前圆肌综合征的 MRI 征象

（1）T1 加权像：在此序列中，肌肉呈现低信号强度，钙化区域呈现高信号强度，这有助于观察肌肉或钙化病灶的形态学改变。

（2）T2 加权像：在此序列中，肌肉呈现高信号强度且水分信号比较明显，在观察肌肉水肿、炎症等病变时很有帮助。

（3）STIR 序列：在短时反转恢复序列中，脂肪信号被大量抑制，但水分信号得到很好的保留，因此非常适用于观察软组织的水肿和炎症（图 3 - 24）。

（4）动态增强 MRI：通过给患者注射对比剂，可观察到患者肘部的血管灌注情况，以提高诊断准确性。增强的肌肉和滑囊产生信号增强。

2. 旋前圆肌综合征的 MRI 报告

（1）报告标题和日期：确保报告的日期和患者的姓名、年龄、性别、诊断信息及检查部位均一致。

（2）检查方法：应描述所用的 MRI 扫描过程，包括磁场强度、序列、参数和扫描部位等详细信息。

（3）影像结果：描述影像所见，如肌肉肿胀、水肿、滑囊炎、肱骨头退化或形态改变等，在描述结果时应该详细、准确，并标明影像所在的位置和大小。

（4）影像印象：简要概括影像结果，对患者的病情做出综合评估和诊断，明确诊断和建议建立或执行其他继续性检查或诊疗措施。

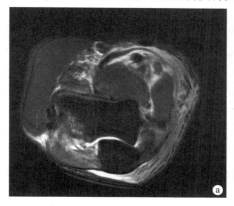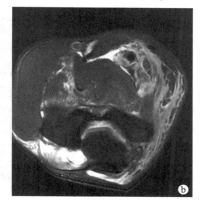

图 3-24　旋前圆肌综合征 MR 图像

前臂近端肌群肿胀，正中神经信号增高

a. 横轴位 T2WI 前臂近端肌群肿胀；b. 横轴位 T2WI 正中神经信号增高

第十章　肘管综合征

　　肘管综合征是指由于尺神经受压而产生的神经症状，尺神经为肘管内的主要结构，其紧贴尺神经沟向下穿前臂肌间隔进入前臂前区。通常表现为以下症状和体征：①手臂疼痛或刺痛：可能会感到手臂下垂部分有针刺或刺痛的感觉，尤其在夜间或活动后症状更为明显。②手指麻木或刺痛：常见手腕和手指麻木、刺痛和失去触觉的感觉。可能会感到手指部分像有电流通过或像针扎一样的刺痛感，不同的手指受累情况不同。③手肌萎缩：尺骨神经受累后可能导致肌肉萎缩和手掌肌肉失去力量。这种情况通常发生在痉挛反复的过程中。④肘关节疼痛或不适：通常在手臂往肩部转动时或在压迫肘关节时出现。⑤感觉异常：手指的感觉可能会受到影响，包括触觉、温度感、疼痛感等。这些症状和体征的表现因人而异，严重程度也有所不同，个别病例肘管综合征可能会导致肌肉瘫痪和抽搐等。

　　肘管综合征的诊断主要依靠临床表现与电生理检查，以及影像学检查。而在影像学检查方面，肘管综合征的诊断通常使用 MRI 检查，辅以其他影像学检查方式。MRI 检查可以清楚地展示出尺神经的形态和位置，评估患者是否存在神经损伤，还可以排除其他可能引起类似症状的疾病，有助于更好地描绘神经损伤和周围软组织变化。除 MRI 外，X线检查用于排除其他原因引起的疼痛，而 CT 扫描主要用于确定骨骼结构有无损伤和异常。

第一节　肘管综合征的 X 线表现

1. 肘管综合征的 X 线征象

　　肘管综合征一般不会在 X 线检查中显示特异性征象，因为它主要是由于尺骨神经被压迫而引起的神经症状，而 X 线检查主要用于检查骨骼结构和腱骨关系等方面的异常情况。然而，如果在 X 线检查中发现下列征象，则可能暗示肘关节存在肘管综合征的可能性。

　　（1）肘部软组织肿胀或肌肉萎缩：因为尺骨神经通行于肌肉、韧带和其他软组织以下，当尺骨神经压迫时，肌肉可能会出现萎缩，软组织和肌肉组织也可能会出现肿胀（图 3 - 25）。

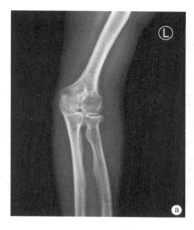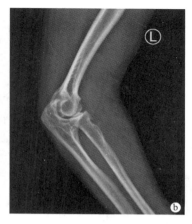

图 3 - 25 肘管综合征 X 线图像

a. 正位；b. 侧位

（2）关节增宽：由于关节腔内分泌液的增加和关节周围肌肉痉挛，肘关节增大可能暗示肘管综合征的存在。

（3）平滑的肱骨小头边缘：在某些情况下，尺神经的挤压可能会导致肱骨小头损伤，并导致骨小头出现完全或部分的平滑。

以上 X 线征象不是特异性表现，不能完全确认肘管综合征的诊断，诊断肘管综合征还需要结合临床症状和其他影像学检查结果进行综合分析。

2. 肘管综合征的 X 线报告

肘管综合征的 X 线检查报告应该包含以下内容。

（1）报告标题和日期：确保报告的日期和患者的姓名、年龄、性别、诊断信息等，以及检查部位进行标注。

（2）检查方法：描述所用的 X 线拍片方式、拍片方向、曝光因子等详细信息。

（3）影像结果：应描述影像显示出的主要 X 线征象、肘部软组织肿胀或肌肉萎缩、关节增宽、肱骨小头边缘平滑等情况，并标明影像所在的位置和大小。

（4）影像印象：对影像结果进行简单概述，对患者的病情做出综合评估和诊断，这可能需要结合 X 线检查与其他影像学检查结果进行综合分析。

第二节　肘管综合征的 CT 表现

1. 肘管综合征的 CT 征象

肘管综合征 CT 检查的主要目的是评估患者肘关节的骨骼结构和腱骨关系等方面的异常情况。因为肘管综合征的病因主要是由于尺神经受压，而非与骨密度有关，所以 CT 征象可能不如 MRI 敏感，无法直接观察到神经的柔软组织情况，但 CT 仍然可以显示出一些特定的征象。

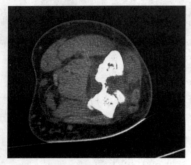

图 3-26　肘管综合征 CT 图像

尺骨骨折，肘关节积液

肘管综合征的 CT 征象包括肌肉萎缩、关节腔内增加的液体和神经的变形，可能导致骨质异常，并可以在椭圆形横断面下产生尺神经 8 字形外形。CT 检查主要是显示出神经周围的软组织和骨骼结构变化，但也无法描绘出几乎所有的神经纤维和支配区域（图 3-26）。

CT 值是指当 X 线束通过不同材质时，被物体吸收的能量大小。肘管综合征的 CT 值通常表现为神经周围软组织密度增加，由于肌肉的萎缩和血流减少，肘关节腔内可能有渗出液体，神经组织受到压迫可能会增粗并展现出比周围软组织更高的密度。

肘管综合征的 CT 检查成像并不是首选的影像学检查方法，诊断肘管综合征通常建议使用 MRI 进行相关检查。

2. 肘管综合征的 CT 报告

（1）检查日期和报告生成日期：应注明检查的具体日期，以及报告撰写的日期。

（2）患者的个人信息：包括患者的姓名、性别、年龄等身份信息。

（3）检查方法和技术参数：描述使用的 CT 检查方法、扫描方式、扫描区域、层厚和间隔、X 线管电压和电流、曝光时间和扫描速度等参数。

（4）影像结果：描述 CT 图像所显示的正常和异常结构的详细信息，包括肘关节骨骼结构、软组织肿胀、肌肉萎缩、关节腔内增加的液体、神经变形等。

（5）影像印象和结论：对图片进行总结性描述，简述诊断和结论，同时注明是否发现肘管综合征等异常情况。

（6）注意事项和建议：根据检查结果给予患者进一步的建议和诊疗计划。

需要注意的是，CT 检查并不是诊断肘管综合征最好的影像学方法，若怀疑肘管综合征，一般首选 MRI。

第三节　肘管综合征的磁共振表现

MRI 能显示肘部尺神经卡压患者尺神经的形态改变及 T2WI 上的信号特征，提示肘管综合征的 MRI 明确病因诊断，例如外伤、占位性病变或者炎性病变，这是肌电图等辅助检查所不能实现的。

1. 肘管综合征的 MRI 征象

（1）T1 加权成像：正常情况下，神经和周围组织的 T1 信号强度相同，但在肘管综合征患者中，可能会出现神经和周围组织的信号异常，神经信号强度通常低于周围软组织，显示出灰白色或低信号强度区域。

（2）T2 加权成像：T2 序列可以显示出更多的软组织详细信息，因此常用于观察神经周围软组织的异常。在肘管综合征患者中，可能会出现周围的软组织肿胀和液体积聚，显示出明显的高信号强度，而神经周围的不同组织也可能出现强烈的信号差异。同时，异常的神经和周围软组织可能会呈现出异常低信号（图 3-27）。

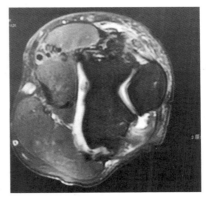

图 3-27　肘管综合征 MR 图像
尺神经信号增高

（3）增强扫描：能更好地显示神经束周围的解剖关系以及邻近的一些细微结构，正常的神经不强化。这点对尺神经前移术中保护其伴行血管具有重要的临床意义。

2. 肘管综合征的 MRI 报告

（1）检查日期和报告生成日期：应注明检查的具体日期，以及报告撰写的日期。

（2）患者的个人信息：包括患者的姓名、性别、年龄等身份信息。

（3）检查方法和技术参数：描述使用的 MRI 检查方法、扫描区域、层厚和间隔、序列类型和参数等信息。

（4）影像结果：描述 MRI 图像所显示的正常和异常结构的详细信息，包括肘关节骨骼结构、软组织肿胀、肌肉萎缩、关节腔内增加的液体、神经变形等。

（5）影像印象和结论：对图片进行总结性描述，简述诊断和结论，同时注明是否发现肘管综合征等异常情况。

第四篇 腕关节

第一章 腕关节正常影像特征及腕关节常见变异

腕关节是在尺骨、桡骨、八块腕骨及掌骨间形成的滑膜关节。尺桡远侧关节使前臂具有旋前及旋后功能。

腕关节结构复杂，但关节运动主要依靠近侧列腕骨，包括手舟骨、月骨和三角骨。它作为前臂与远侧腕骨间的桥梁，相对坚固。近侧列腕骨被称为中间体，月骨充当基石。近侧列腕骨间稳定性靠舟月骨间韧带和三角骨间韧带维持。尺桡骨间的稳定性、近侧列腕骨与远侧列腕骨间的稳定性则由背侧和掌侧多条外在韧带维持。大多角骨与第一掌骨间的第一腕掌关节比其他腕掌关节更易活动，使拇指具有更大的活动度。第一腕掌关节有独立的滑膜囊。尺桡远侧关节和尺腕关节稳定性依靠三角纤维软骨复合体（TFC）。指屈肌腱和拇屈肌腱均穿过腕管。腕管上方由屈肌支持带维持，它从钩骨钩、豆骨延伸至手舟骨和大多角骨。正中神经穿过腕骨进入手掌。伸肌腱的稳定由腕背侧平近侧列腕骨的伸肌支持带维持。

腕关节周围覆盖着关节囊，囊内充满了关节液，可使关节表面保持润滑和减少摩擦。此外，还有多种韧带、肌肉、肌腱和神经血管结构环绕在腕关节周围，为手部的运动提供支持和保护。

腕关节可进行伸展、屈曲、外展、内收和旋转等多种运动。这些运动由各种韧带和肌肉共同控制，配合手部肌肉的运动，使得手部可以完成各种高精度的工作。

1. 腕关节的常见变异

（1）腕骨关节面的形态变异：腕骨关节面的形态多种多样，有些人的腕骨关节面上下平滑，而有些人则呈现出不规则的表面，这会影响到手腕运动的灵活度。

（2）尺桡骨长短不一：尺桡骨长度不均会导致手腕的偏斜，从而影响手腕的正常运动。

（3）三角纤维软骨缺失或变异：三角纤维软骨是连接尺骨、桡骨和舟状骨的软骨组织，如果存在缺失或变异，就会导致手腕疼痛或运动受限。

（4）舟状骨大小形态的变异：舟状骨的大小和形态也会影响手腕的运动范围，一些较大或较小的舟状骨可能导致手腕过度外展或屈曲。

（5）腱鞘的变异：一些人的腱鞘比较狭窄，容易引起腕管综合征等疾病；而一些人则腱鞘较宽，相应的就容易发生腕关节脱位等问题。

这些变异可能会影响到手腕的正常运动和功能，因此在临床工作中需要重视。

腕关节损伤的诊断需要综合运用临床检查和影像学检查。常见的三种影像学检查方法包括 X 线、CT 和 MRI，每种检查方式都有其独特的优点和适应证。

2. X 线检查

X 线是腕部损伤最常用的检查方法之一，可以显示骨折、脱位、关节面间隙的变化等，通常作为首选检查方法使用。X 线检查快速简便，对于判断骨性损伤的类型和范围非常有帮助（图 4 - 1）。

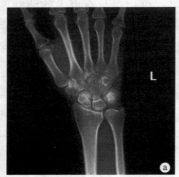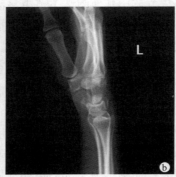

图 4 - 1　正常腕关节 X 线图像

a. 正位；b. 侧位

腕关节 X 线检查拍片体位和参数设置如下所述。

在正位拍摄时，患者应该将手臂放在操作台上，使手掌向下，手腕处支撑一个小垫子。这个体位可以显示手腕与前臂之间的关系和骨骼结构。

在侧位拍摄时，患者应该将手臂垂直放在身体旁边，拇指向上，掌心朝外。这个体位可以显示桡骨、尺骨和手腕的相对位置。

针对不同的机器和设备，X线参数设置可能会有所不同。但是，在大多数情况下设置如下：X线管电压：60~80kVp；X光管电流：200~300mA；曝光时间：0.02~0.04秒。

3. CT 检查

CT扫描可以提供更加详细的骨组织结构信息，尤其是对于复杂的骨折和软组织损伤的评估具有很高的准确度。CT扫描还能够提供3D重建图像，这对于手术治疗的规划有极大的帮助（图4-2）。

（1）腕关节CT检查参数设置

①扫描方式：螺旋扫描（helical scanning）；

②层厚：0.5mm或更小；

③重建间隔：通常为原始层厚的50%或更小（可根据临床实际需求选择）；

④扫描范围：从桡骨头到尺骨远端；

⑤切面方向：沿手臂的轴向（axial），可以考虑进行冠状面（coronal）和矢状面（sagittal）重建。

（2）CT检查的注意事项

①患者应该保持手臂舒适放松的姿势，以免影响检查结果。

②为避免肌肉运动对图像质量产生影响，可以考虑使用电刺激器协助定位。

③对于需要评估神经压迫的情况，可以考虑使用扫描前导入对比剂。

④术后患者进行CT检查时，需告知医务人员手术方式及所植入物，以便重点观察相关部位。

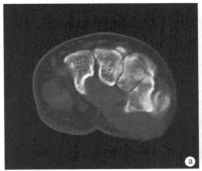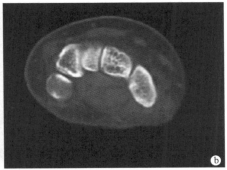

图4-2 正常腕关节CT图像

a. 正常腕关节CT平扫远侧腕骨；b. 正常腕关节CT平扫近侧腕骨

4. MRI 检查

MRI 检查可以直观地揭示软组织的结构和损伤情况，对于韧带损伤、滑膜炎、卡他性关节炎等腕关节软组织病变的诊断具有优势。MRI 检查对于早期关节软组织病变的诊断较为敏感，有助于早期发现和治疗（图 4 – 3）。

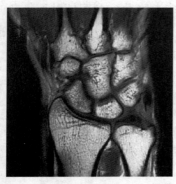

图 4 – 3　正常腕关节冠状位 MR 图像

在选择检查方式时，需要根据患者的具体情况、损伤程度以及临床需要进行综合考虑。对于明显的骨性损伤，如骨折和脱位，首选 X 线检查；对于关节软组织病变，如韧带损伤、滑膜炎等，需优先选择 MRI 检查。如果需要评估骨结构的详细情况，应优先选择 CT 扫描。总之，不同的检查方法各有所长，结合临床实际需要进行选择，能够更加准确地评估腕关节的损伤情况。

腕关节的 MRI 检查参数设置如下所述。

（1）磁场强度：1.5T 或 3.0T。

（2）扫描方向：轴位、冠状位和矢状位。

（3）序列类型：T1 加权序列：用于显示解剖结构、软组织和骨骼结构的详细信息。

（4）T2 加权序列：可以显示液体信号和水分含量高的软组织的异常信号，适用于检测肿瘤、水肿等情况。

（5）STIR 序列：可以抑制脂肪信号、增强软组织对比度，适用于显示骨骼结构周围的软组织。

（6）扫描范围：从桡侧手掌开始扫描，到尺侧前臂结束。

（7）薄层厚度和间隔：建议薄层厚度小于 3mm，并且无间隔或间隔小于 1mm。

（8）扫描时间：根据患者的情况、序列类型和扫描范围等因素而定，通常为 10 ~ 20 分钟。

第二章　腕管综合征

腕管综合征的主要临床特征：腕管呈锥形，近端（桡腕关节）比远端（掌骨底水平）宽，腕管长度约3.6cm。腕管背侧以腕骨为界，掌侧以屈肌支持带为界。8条屈肌肌腱（浅屈肌和深屈肌），有拇长屈肌肌腱和正中神经通过。

腕管综合征是由于腕骨正中神经受到卡压引起的一组临床症状和体征的病症。近年来，随着流水线装置及键盘鼠标操作，腕关节重复劳动人群增加，腕管综合征已成为上肢最常见的神经压迫综合征。表现为正中神经支配区手指（拇指到无名指桡侧面）的放射状麻木和刺痛感，持续时间通常较长。手掌区域会出现疼痛或不适感，有时甚至会影响手的握力和灵活性或鱼际肌的萎缩。睡眠时症状可能会恶化，导致失眠或影响睡眠质量。受累区域可能会出现感觉减退、手汗增加或皮肤干燥等变化。少数患者可能会出现手部抽搐、手指僵硬等其他症状。发病高峰为50~70岁，女性多见。

病因常见于：外源性压迫——如外源压力直接通过腕横韧带传导至腕管；腕管管腔狭窄——如创伤后瘢痕形成，腕部骨折、脱位等；重复性运动——反复过度掌屈、背伸等。

第一节　腕管综合征X线表现

1. 腕管综合征的X线征象

X线检查可以用于排除其他病因和评估手腕骨骼结构的异常。X线检查不能直接显示神经病变，只能间接地显示与腕管综合征有关的骨骼改变（图4-4）。

（1）腕骨骨质增生：腕骨在反复受到压力时可能会发生骨质增生，这可能会压迫手腕内的神经。

（2）腕管狭窄：X线检查可以显示腕管是否狭窄，这可能会影响手腕内神经的通路。

（3）粗大桡骨头：如果桡骨头比正常情况下更加粗大，那么它可能会占据更多的空间，导致神经受到压迫。

总之，X线检查对于判断腕管综合征的具体病因并不是非常具有特异性，但可以辅助筛查相关的骨骼改变，为进一步诊断提供参考。

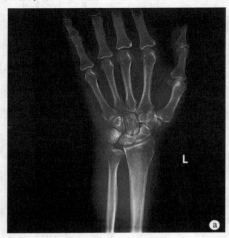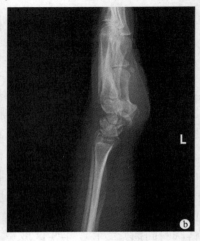

图 4-4　腕管综合征 X 线图像

a. 正位：腕骨骨质增生；b. 侧位：周围软组织肿胀

2. 腕管综合征的 X 线报告

（1）检查部位：右手腕（或左手腕）。

（2）检查方式：正位和侧位拍摄。

（3）技术质量：曝光和对比度良好，清晰度适当。

（4）结构改变：显示右手腕（或左手腕）处存在腕骨骨质增生和局部的腕管狭窄，但没有其他显著异常。

（5）评估建议：进一步检查可考虑神经电生理学测试以确认腕管综合征的诊断。

第二节　腕管综合征的 CT 表现

1. 腕管综合征的 CT 征象

（1）腕管横截面积的缩小：CT 影像上可以看到正常情况下类圆形的腕管横截面积变窄，呈现为扁平或近似三角形。在 CT 图像上，腕管综合征通常表现为中央神经系统和周围神经的压迫和卡压。在 CT 图像上表现为神经束的变形或扁平化。此外，CT 可以显示腕骨结构的详细情况。腕骨骨质增生或畸形，如骨赘、骨折愈合不良等，可能导致腕管综合征。肌肉和软组织肿胀也可能导致神经被压迫和腕管综合征，CT 图像可以显示这些异常组织的分布和程度。肌肉和软组织肿胀通常表现为密度不均匀的区域，可能伴随有水肿和增厚。骨骼改变：是否合并骨性异常或骨折等问题（图4-5）。

（2）CT增强后出现以下特征可能有助于诊断腕管综合征。

①神经束扭曲或瘤样增生：在CT增强后，神经束周围的血管会强化，神经束本身也更加清晰可见。神经束可能出现扭曲或瘤样增生，这些异常区域通常呈现出较高的密度。

②周围软组织肿胀：由于压迫或刺激引起的炎症反应，可能导致周围软组织肿胀。在CT增强图像中，这些异常区域可能呈现出较高的密度，甚至可能显示出局部的对比剂渗漏。

③血管异常：由于神经束受到压迫或损伤，可能会影响周围血管的通路，从而导致血流减少、血管扭曲或变形。在CT增强图像中，这些异常区域可能显示出较低的密度。

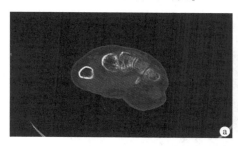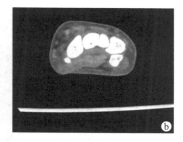

图4-5 腕管综合征CT图像

a. 腕骨骨质增生；b. 软组织肿胀

2. 腕管综合征的CT报告

报告开头应包含患者姓名、年龄、性别和检查日期等基本信息。

描述扫描技术参数，例如扫描方式、层厚、重建间隔、扫描范围、切面方向等。

描述正常解剖结构和观察到的异常表现。对于腕管综合征，需要关注腕管内正中神经的通路和相邻的结构，如骨骼、肌肉、血管等。

描述任何CT表现所提示的诊断，包括是否存在神经压迫或其他影响正中神经的异常情况。

描述影像学结果的严重程度，如轻度、中度和重度等。

要点明建议进一步评估、治疗或跟进的方案，并注明可能的风险和利益。

签名并标明报告日期和时间，以及执行医生的名称和资格证明信息。

第三节　腕管综合征的磁共振表现

1. 腕管综合征的 MRI 征象

腕管综合征患者可表现为正中神经的改变（如大小、形状、信号强度、水肿或异常强化等），占位病变（如神经鞘瘤、腱鞘囊肿等）在 MRI 上很容易判断。

在腕管综合征的 MRI 检查中，以下信号可能表示神经损伤。

（1）T2 加权成像（T2WI）：在神经损伤区域，正中神经增粗，形态呈沙漏样（两端粗，中间细）。出现高信号强度，这是由于水分子在受损细胞周围积聚而导致的。腕横韧带掌侧突起。

（2）脂肪抑制序列（FS）：在 FS 图像上，受损的神经周围的脂肪组织通常会呈现高信号，而正常神经周围的脂肪组织则会被抑制掉。这种区别可以帮助医生确定神经的位置和状态（图 4-6）。

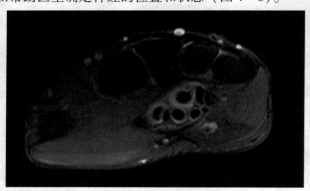

图 4-6　腕管综合征 MR 脂肪抑制横轴位图像

受损的神经周围的脂肪组织呈现高信号

（3）弥散加权成像（DWI）：可以检测到神经水肿和炎症，这些都是神经损伤的常见表现。此外，DWI 还可以显示神经的形态和方向性，有助于诊断病变的程度和位置。

需要注意的是，以上信号并不一定都出现，具体情况还需结合临床表现及其他影像学检查结果进行综合分析

2. 腕管综合征的 MR 报告

（1）报告标题和日期：带有该报告名称和检查日期的标题，例如"腕关节 MRI 检查报告 -2022 年 11 月 26 日"。

（2）基本信息：包括患者姓名、性别、出生日期、住院号、病史

等基本信息。

（3）检查技术：包括所使用的磁场强度、用于影像采集的序列类型、扫描时间等。

（4）影像分析：描述影像上发现的正常和异常结构，并注明其位置、大小和数量。在腕管综合征的情况下，需要特别关注手腕周围的神经束和软组织结构，以确定是否存在压迫或其他异常。

（5）结论：在描述所观察到的异常之后，医生应该给出一个结论，即是否存在腕管综合征。如果发现了异常，则应描述异常的性质（例如肿物、水肿或压迫等）以及其对患者健康的影响。

第三章 三角纤维软骨复合体病变

三角纤维软骨复合体（TFCC）是软骨性关节盘，起自桡骨远端尺骨切迹至尺骨茎突小凹。它的边缘与尺桡背侧韧带、尺桡掌侧韧带及尺侧腕伸肌的腱鞘相连。腕关节三角纤维软骨复合体病变是指位于手腕背侧的三角纤维软骨复合体部分发生了损伤或破坏。该复合体由三角纤维软骨、尺骨突、桡骨头以及相邻的韧带和肌腱组成，具有缓冲和稳定手腕的重要作用。TFCC 损伤通常会导致尺侧腕关节疼痛、力量下降、运动受限等症状。三角软骨复合体撕裂表现为尺侧腕关节疼痛，可因退行性改变而出现，也可以是急性损伤导致。退行性撕裂常引起三角纤维软骨中央型穿孔，外伤性三角纤维软骨复合体撕裂通常发生在尺侧附着处，并与尺骨茎突骨折相关，也可累及背侧桡尺韧带、掌侧桡尺韧带、从而导致关节不稳。该病变可以分为急性和慢性两种类型，常见原因包括扭伤、劳损、骨折等。

TFCC 病变可导致腕部疼痛，尤其是在握力和旋转腕部时更为明显。炎症反应可能会导致腕关节周围出现肿胀。因为 TFCC 可能会影响腕部稳定性，所以患者可能会感到手腕无力或难以掌握物品等。在某些情况下，当手腕发生运动时，TFCC 病变可能会引起"卡滞"感或"点击"声。在进行重型工作或负重时，TFCC 病变可能会加重疼痛。TFCC 病变还可能合并其他病变，表现出相应症状，如手指麻木、处于不正常位置的骨头或被卡压的神经。

腕关节三角纤维软骨复合体病变通常使用 MRI 检查进行诊断。虽然 X 射线和 CT 扫描也可以提供一些信息，但 MRI 具有更高的分辨率和对软组织更好的显示能力，这使其成为最佳的影像检查方法。MRI 可以提供关于软骨、纤维板、三角韧带和周围软组织的详细信息，以便确定病变的程度和位置。

TFCC 损伤首选保守治疗，无效者可行关节镜下清创术或软骨成形术，部分手术需切开修复。

第一节 腕关节三角纤维软骨复合体病变的 X 线表现

1. 腕关节三角纤维软骨复合体病变的 X 线征象

（1）关节间隙变窄：由于软骨受损，关节间距可能会缩小。

（2）舟状骨下移：舟状骨的位置可能会发生改变，下移或侧移。

（3）舟状骨尖变钝：舟状骨尖的形状可能会发生改变，由于软骨磨损或减少。

（4）桡骨头变形：在某些情况下，桡骨头也可能会发生形态改变，如变平或缩小等（图 4-7）。

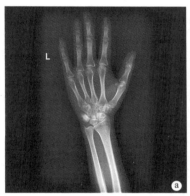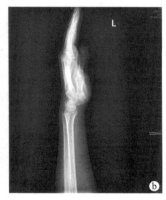

图 4-7 三角软骨复合体损伤 X 线图像

a. 正位；b. 侧位

2. 腕关节三角纤维软骨复合体病变的 X 线报告

（1）检查方法：应注明所使用的 X 线设备型号、曝光条件等。

（2）检查部位：应该注明照射的手腕关节部位，如手腕正位或侧位。

（3）影像表现：应该描述手腕关节 X 线片的影像表现，包括软组织情况、关节间隙宽度、骨质状况等。

（4）诊断意见：应根据影像表现做出诊断意见，如是否存在腕关节三角纤维软骨复合体病变。

手腕正位和侧位 X 线片检查，发现腕关节三角区软组织增厚，骨小梁模糊，局部骨皮质硬化，关节间隙未见狭窄。结合临床表现，考虑腕关节三角纤维软骨复合体病变。建议进一步进行磁共振成像或其他影像学检查，并在专业医生指导下进行治疗。

第二节　腕关节三角纤维软骨复合体病变的 CT 表现

软骨磨损或坏死等情况会使 CT 值降低，而软骨增生或钙化则会使 CT 值升高。

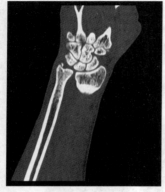

图 4 - 8　腕关节三角纤维软骨
损伤 CT 图像
尺骨茎突撕脱骨折

腕关节三角纤维软骨复合体病变时，邻近骨质囊性变，软骨表面可能出现裂纹、凹陷和撕裂等形态改变。软骨结构也可能受到影响，出现纤维化、软骨增生或钙化等不同形态的改变。滑膜也可能因炎症反应而增厚、增生，产生关节积液等征象。

软骨损伤可能导致软骨脱落或部分缺失，使得关节面不规则。在严重情况下，软骨磨损可导致关节半脱位或完全脱位（图 4 - 8）。

第三节　腕关节三角纤维软骨复合体病变的磁共振表现

1. 腕关节三角纤维软骨复合体病变的 MRI 征象

TFCC 本身（也称为关节盘）缓冲桡腕关节和桡尺关节，是复合体中最常见的损伤部分。在冠状位图像上，正常 TFCC 显示为低信号（纤维软骨成分）的双凹结构。在轴位扫描上，TFCC 呈三角形，顶点在尺骨茎突，前后界是桡尺韧带的背侧和掌侧。

TFCC 损伤分型：①创伤型：PDFS 序列显示最佳，TFCC 中心穿孔：TFCC 中心出现裂隙样高信号；TFCC 尺侧撕裂：尺骨茎突韧带附着处结构不清晰，损伤部位信号增高；TFCC 远端撕裂：尺月韧带/尺三角韧带断裂，信号增高；TFCC 桡侧撕裂：桡骨乙状切迹连接部形态不规整，信号增高。②退变型：TFCC 变薄，结构完整，其内可见中等信号或高信号，可有月骨内骨髓水肿，囊性变，关节软骨不规则或缺失、月三角韧带撕裂、邻近月/三角骨软骨变薄，桡尺远端关节骨质增生（图 4 - 9）。

（1）T1 加权图像：在 T1 加权图像上，损伤的 TFCC 可能会显示出高信号，这表明软骨变得均匀或不均匀地失去了水分，具有退行性特征。

（2）T2 加权图像：在 T2 加权图像上，正常软骨呈现高信号。患者的软骨可能会显示出低信号，这表明凝胶质地的毁损，但并非总是如此。如果病变涉及软骨下骨质，那么该区域显示为高信号区域。

（3）T2 ＊ 加权图像：在 T2 星形加权图像上，正常软骨呈现高信号。患者的软骨可能会显示出低信号，这表明凝胶质地的毁损，与 T2 加权图像类似。

2. 腕关节三角纤维软骨复合体病变 MR 的报告

（1）患者信息：包括患者姓名、性别、年龄等基本信息。

（2）检查日期：记录 MRI 检查的具体日期和时间。

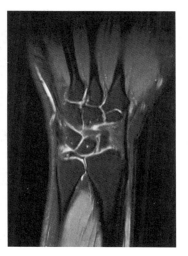

图 4 - 9　三角纤维软骨复合体
损伤冠状位 MR 图像

尺骨远端呈现高信号

（3）检查部位：注明检查部位为左/右腕关节。

（4）检查方法：描述 MRI 检查采用的设备和参数。

（5）检查所见：详细描述手腕软组织结构及骨骼的情况，包括以下方面。

①TFCC 的情况：TFCC 是否存在撕裂、损伤情况、附近的软骨损伤等。

②骨骼的情况：是否有骨折、骨质疏松、关节间隙宽度等异常表现。

③肌腱、肌肉和其他软组织：是否存在其他软组织损伤或水肿等。

（6）结论：根据检查所见，简要概括出诊断结论并给出相应建议。

（7）报告医生签名：在报告最后，注明报告医生姓名、职称和签名。

第四章　腕骨缺血性坏死

手腕的过度使用、外伤等导致的损伤可能会影响到腕部的血液循环，增加缺血性坏死的风险。某些人天生就存在骨结构异常，如腕骨过度弯曲，可能会对腕部血液循环产生压力，从而引起缺血坏死。烟草使用、长期服用类固醇、肥胖、高血压等都可能增加患腕骨缺血性坏死的风险。腕骨缺血性坏死通常会伴随着剧烈的疼痛，尤其是在活动时更为明显。患者可能会感到手腕非常僵硬，并且有时会出现肿胀。当患者试图使用手腕进行某些活动时，可能会发现这些活动变得越来越困难，因为他们的手腕无法像正常情况下那样灵活地移动。患者可能会感到麻木或刺痛等感觉异常，或感到手腕意外的虚弱，无法支撑平时能够支撑的重量。腕骨缺血性坏死通常累及手舟骨（骨折后）和月骨，头状骨也有较少发生。月骨纤细血管供应，导致其缺血坏死比其余腕骨更常见，是一种以月骨碎裂、进行性塌陷为主要表现的疾病，也叫月骨软化、月骨无菌性坏死、月骨骨软骨炎或 Kienbock 病。月骨掌侧供血由桡尺动脉分支与骨间前动脉掌侧支组成血管网，背侧供血来自桡动脉分支与骨间前动脉背侧支组成的腕背动脉网。病因尚未明确，相关因素可能是创伤、腕部血供、结缔组织病、痛风、尺骨变异等。70% 患者有尺骨大于 1mm 负变异，绝大多数从事手工劳动，20 ～ 40 年龄段，男性更常见。手舟骨血管入口使近端发生缺血性坏死的危险率增高，手舟骨的缺血性坏死多是由于骨折后导致。头状骨的血供和手舟骨相同，也有骨折后发生缺血性坏死的危险因素，其他腕骨由于丰富血供，几乎不会导致缺血坏死的发生。

第一节　腕骨缺血性坏死的 X 线表现

1. 腕骨缺血性坏死的 X 线征象

（1）骨质变化：腕骨缺血性坏死后，受累的骨骼会逐渐发生变化，最初可见骨小梁疏松，进而出现骨密度减低、骨质疏松或骨质密度增高等表现。

（2）骨形态改变：随着坏死范围的扩大，受累骨骼的形态也会发生改变，如骨骼变形塌陷、关节间隙变窄或增宽等（图 4 – 10）。

（3）关节功能影响：腕骨缺血性坏死还会影响患者手腕的活动能力，X线检查可以观察到关节运动范围的变化和关节卡顿等现象。

2. 腕骨缺血性坏死的 X 线报告

报告应该包括患者的姓名、性别、年龄和检查日期等基本信息。

描述手部正位和侧位 X 线片的所见。在描述正位 X 线片时，应该注重以下几个方面：腕关节的屈曲和伸展状态、手掌朝向、手指位置、腕关节的对称性和骨质密度等；在描述侧位 X 线片时，应该注重以下几个方面：腕关节的屈曲程

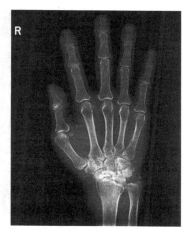

图 4 - 10　腕骨缺血坏死 X 线图像
舟状骨骨折后缺血坏死

度、背屈角度、掌屈角度、距桡骨和桡骨之间的关系以及骨质密度等。

对于腕骨缺血性坏死的诊断，应该详细描述患者的病情和影像表现。可以注明病变的程度、范围、数量以及与周围组织的关系等。

如果需要，可以提供建议和诊断意见，例如是否需要进行进一步的检查。

最后，报告应该由医生或放射学专家签名确认，并注明签名日期。

第二节　腕骨缺血性坏死的 CT 表现

1. 腕骨缺血性坏死的 CT 征象

正常骨组织密度比较均匀，并且在 CT 图像中呈现出高密度。而对于腕骨缺血性坏死患者，病变部位的骨组织密度会发生改变，通常呈现出低密度或不规则的密度分布（图 4 - 11a）。这种密度改变表明骨组织受到了损害，但并不能确定病因。CT 值是衡量 X 线在物质中被吸收程度的单位，通常用来描述组织的密度。对于正常骨组织，CT 值通常比较高；而对于腕骨缺血性坏死患者，病变部位的 CT 值可能会降低或呈现出不均匀的分布，这也表明了骨组织存在异常。正常的骨组织结构通常清晰可见，在 CT 图像中呈现出连续的骨皮质和致密骨质。而对于腕骨缺血性坏死患者，由于病变部位的骨组织发生了变化，结构可能会出现不规则、断裂和分叉等异常现象（图 4 - 11b）。

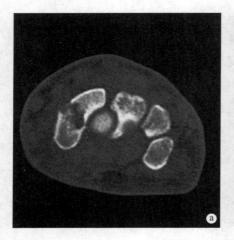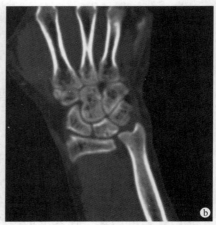

图 4 - 11　腕骨缺血坏死 CT 图像

a. 舟状骨骨折后缺血坏死；b. 月骨可见囊性低密度

2. 腕骨缺血性坏死的 CT 报告

报告应包括患者的姓名、性别、年龄、检查日期和检查部位等基本信息。

描述 CT 图像的所见，应注重以下方面：手腕关节的正常结构及异常表现、骨密度的变化和分布、软组织的异常情况、病变区域与周围组织的关系等。

对于腕骨缺血性坏死的诊断，应详细描述患者的病情和影像表现，并指明具体的病变部位、范围和程度等信息。

如果需要，可提供建议和诊断意见，例如是否需要进行进一步的检查或治疗。

最后，报告应由医生或放射学专家签名确认，并注明签名日期。

第三节　腕骨缺血性坏死的磁共振表现

1. 腕骨缺血性坏死的 MRI 征象

MRI 早期为受累腕骨局限性或弥漫性长 T1 稍长 T2 信号，进展期可见点状长 T1 长 T2 信号，同时伴有腕骨变形或塌陷。终末期呈弥漫性长 T1 短 T2 信号，塌陷明显，甚至碎裂（图 4 - 12）。

（1）STIR 序列：STIR 序列是一种消除脂肪影响的序列，对于检测腕骨缺血性坏死较为敏感。在 STIR 序列上，缺血性坏死区域呈现为高信号。

（2）DWI：DWI可以显示组织中水分子的扩散情况，对于早期诊断缺血性坏死有一定帮助。在DWI上，缺血性坏死区域呈现明显的高信号。

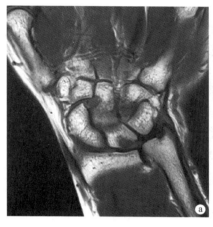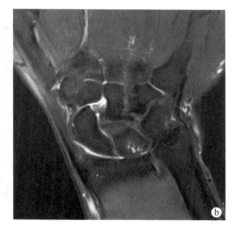

图4-12　腕骨缺血坏死冠状位图像

月骨可见长T1长T2信号

a. T1WI月骨低信号；b. T2W1月骨高信号

需要注意的是，不同的MRI设备、扫描参数和序列选择等因素都可能会对MRI信号造成影响，因此需要结合临床表现和其他检查结果进行综合分析。

2. 腕骨缺血性坏死的MRI报告

（1）报告标题：腕关节的MRI检查报告。

（2）患者信息：包括患者姓名、性别、年龄、检查日期等。

（3）检查部位：标明是左手还是右手，具体部位为腕关节。

（4）检查方法：使用磁共振成像技术进行检查。

（5）检查结果：描述患者腕关节图像特征，如信号强度、形态、大小等。

（6）准确定位患者是否存在腕骨缺血性坏死。

（7）如果存在腕骨缺血性坏死，需要描述其程度和位置，并注明是否伴随其他病变。

（8）结论：结合上述检查结果，给出医学诊断和建议。

第五章　腱鞘囊肿

　　腱鞘囊肿主要表现为手腕背侧或掌侧逐渐形成的软组织肿块，不与肌腱附着，背屈或掌屈时疼痛，关节处可能发生肌腱炎或滑膜炎。在肿块周围可能会出现疼痛或不适感，甚至疼痛会向相邻的区域扩散。如果腱鞘囊肿发生在手腕或手掌，可能会影响手部活动能力。如果腱鞘囊肿发生在手深层位置，可能会压迫神经或血管，出现握力减弱，手腕活动受限。主要致病因素如下：长时间进行重复性动作，如键盘打字、吉他演奏等，容易引起腱鞘囊肿。手部受伤或手术后，容易引起腱鞘囊肿。女性发病率高于男性，几乎均为单侧发病，20～40 岁患者好发于手腕背侧，50～70 岁患者好发于手腕掌侧。

　　X 线检查对腱鞘囊肿的诊断意义有限，因为腱鞘囊肿通常是软组织病变，不会显示在普通 X 线上。但是，在某些情况下，X 线检查可以用于排除其他病变，例如骨折或骨质疏松。腱鞘囊肿的常规检查包括超声、MRI 和 CT 扫描。超声是最常用的检查方法，非常适合评估软组织病变。MRI 提供更加详细的图像，并能帮助医生确定病变的大小、位置和类型。CT 扫描可以显示更明确的骨性结构，对于与骨关节相关的腱鞘囊肿诊断有一定价值。

第一节　腱鞘囊肿的 CT 表现

1. 腱鞘囊肿的 CT 征象

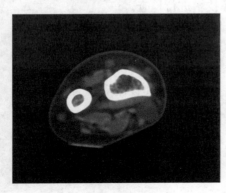

　　（1）囊肿：在 CT 图像上出现为一圆形或椭圆形低密度区域，通常位于手腕或手指处（图 4 – 13）。

　　（2）壁厚：囊肿壁呈均匀或不均匀增厚，特别是在囊肿口处更为明显。

　　（3）扭曲：由于囊肿内含有液体或类似黏稠物体，因此可能会扭曲周围组织结构。

　　（4）关节炎：如果腱鞘囊肿位

图 4 – 13　腕关节腱鞘囊肿 CT 图像

于关节附近，则可能会出现相应关节的炎症和变形。

（5）压迹：腱鞘囊肿可能会挤压周围的神经和血管，导致相应的征象。

2. 腱鞘囊肿的 CT 报告

（1）在报告开头明确标注"腕关节 CT 检查报告"等相关信息，以便医生和患者能够快速了解报告的主要内容。

（2）检查部位和方法：详细描述检查部位和使用的检查方法。在腱鞘囊肿的 CT 检查中，应该说明手腕或手指是检查部位，并且需要说明所用的 CT 扫描仪的型号、螺旋扫描参数、层厚、间隔等相关参数。

（3）影像表现：在报告中，应该详细描述影像学表现。对于腱鞘囊肿来说，应该关注以下几个方面：囊肿的大小、形态、位置、数量、边缘形态、密度等。此外，还要注意评估囊肿是否与周围骨骼、软组织结构及神经血管有关系。

（4）诊断意见：一般可以根据上述影像学表现进行初步诊断，如果存在其他可能性，也应该列出来，以便医生和患者进一步了解。

第二节　腱鞘囊肿的磁共振表现

1. 腱鞘囊肿的 MRI 征象

T1 加权图像上，腱鞘囊肿呈低信号强度。

T2 加权图像上，腱鞘囊肿呈高信号强度，囊肿内可见液体或半固体物质（图 4 - 14）。

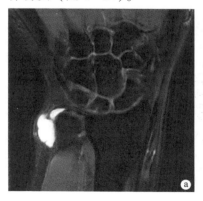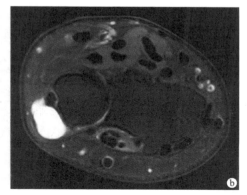

图 4 - 14　腕关节腱鞘囊肿 MR 图像

a. 冠状位 T2WI；b. 横轴位 T1WI

腱鞘囊肿与邻近组织界限清晰，无明显浸润表现。

在 MRI 增强扫描中，囊肿壁不强化，但周围软组织可能有间接强化。

2. 腱鞘囊肿的 MRI 报告

报告标题应该清晰明确，包括患者姓名、性别、年龄、检查日期等基本信息。

报告正文应该包含以下内容。

（1）检查部位和检查方法：应明确描述检查的部位和采用的检查方法，例如"右腕关节磁共振检查"。

（2）检查结论：应该对检查结果进行客观描述，并给出诊断结论，例如"右腕关节存在大小约为 2.5cm×1.5cm 的椭圆形长 T1 长 T2 信号，考虑为腱鞘囊肿。"

（3）图像资料：应当附上相关图像资料，如需要在图像上勾画标记，请标注清楚。

如有不确定性或需要进一步检查的情况，应该在报告中提出建议，并说明原因。

第五篇 髋关节

第一章 髋关节正常解剖及影像特征

第一节 髋关节解剖特点

髋关节是人体最大、最稳定的关节之一，由股骨头和髋臼组成。

（1）髋臼：位于盆骨前下缘，较深，其内侧为耻骨联合，外侧为髂嵴和髂突。由三个部分组成：前上方的前柱、后上方的后柱和前下方的下柱。正常情况下，髋臼的形状对髋关节的稳定性具有重要影响。

（2）股骨头：位于股骨近端，呈球形，直径4~5厘米。股骨头表面光滑，覆盖着一层软骨，保护了髋关节的运动和支撑功能。

（3）关节囊：将股骨头和髋臼包裹在一起，形成髋关节。关节囊由多层结缔组织构成，内衬滑液膜，分泌滑液以减少摩擦力。

（4）关节盘：在一些人的髋关节中，存在一个半月形的软骨垫（关节盘），可以增加关节表面的接触面积和减少关节压力。

（5）关节肌肉：包括髋部、大腿前侧、后侧和外侧等多个肌群，对于保持髋关节的稳定性以及参与髋关节的运动和支撑作用至关重要。

正常髋关节活动分为单一活动和联合活动。单一活动有前屈、后伸、内收、外展、内旋、外旋六种，两种以上活动的联合，如屈曲外展外旋联合，髋臼窝内可自由发生各方向活动或处于任何一种位置。在分析股骨颈干各方向活动时，可利用的解剖标志有四种：股骨头外形的变化，股骨头圆韧带窝位置的变化，股骨头颈持重小梁束排列方向的变化和股骨大小粗隆投影形态的变化。

髋关节正常解剖特点表现为股骨头和髋臼的完整和稳定，关节囊、软骨垫和滑液膜的良好状态，以及关节周围肌肉的正常功能。这些因素共同确保了髋关节的稳定性和运动功能。

第二节　正常髋关节影像特点

一、正常髋关节的 X 线特征

1. 髋关节 X 线片的参数设置

（1）体位：患者应该平卧于 X 线检查床上，头部和颈部保持自然状态。

（2）拍摄方向：通常采用前后位和侧位两个拍摄方向。前后位检

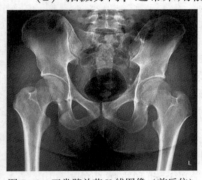

查可以评估髋臼是否对称，股骨头是否与髋臼紧密贴合；侧位检查可以评估股骨头与髋臼之间的距离和关节间隙的宽度（图 5－1）。

（3）曝光时间：曝光时间应根据患者的体重和身高进行调整。如果患者体重较轻或为儿童，则曝光时间相应较短；如果患者体重较重，则曝光时间需要增加。

图 5－1　正常髋关节 X 线图像（前后位）

（4）焦距：焦距的选择应该取决于拍摄部位的大小以及病变的位置。在进行髋关节 X 线检查时，常用的焦距为 100cm。

（5）视野：视野的大小应该根据拍摄的部位和患者的体型来确定。一般来说，拍摄髋关节时，视野的大小应该为 F16～F22。

（6）感光度：感光度可以根据机器的要求进行设置，但是通常建议使用低感光度设置，以减少图像噪声和辐射剂量。

2. 髋关节的 X 线特点

髋臼应该是圆形或近似圆形，其深度和大小应该足够容纳股骨头。股骨头应该连接到股骨干，并位于髋臼内。股骨头应该与股骨干呈角度，称为颈干角。这个角度在成年人中一般为 125°。股骨头呈半球形，头颈持重骨小梁自头顶向垂线外下倾斜 13 度，称为头颈骨小梁外展角。大粗隆内缘居于股骨颈正中，小粗隆稍突出，股骨头圆韧带窝在髋臼顶下方。在正常情况下，股骨头与髋臼之间的关节面应该是光滑、均匀的。如果出现不规则或凹陷，则可能是髋关节炎或其他类似疾病的迹象。髋臼周围的骨骼应该是完整的，没有透光线或其他损伤。如果有任何异常，可能需要进一步检查以确认是否存在髋部问题。

二、髋关节的 CT 检查

1. 髋关节的 CT 检查参数设置

扫描方式为螺旋 CT，层厚 1~2mm，间隔 0.5~1mm。平扫和增强扫描均可，建议采用增强扫描以提高检测的准确性。扫描范围包括整个髋关节区域，从髂嵴上缘至大腿骨干上端，保证覆盖所有可能出现异常的解剖结构。注射对比剂前需检查患者肾功能，若肾功能异常则不宜使用对比剂。扫描前需告知患者注意事项并进行适当的准备工作，如增强扫描需禁食等。

2. 髋关节的 CT 征象

CT 尤其是 MSCT，具有较高密度分辨率，不仅能显示平片难以发现的软组织异常，而且可以明确病变部位、边界和范围，区分关节腔积液，关节囊肥厚，关节软组织水肿，囊肿或肿瘤；图像分辨率高，无重叠，能显示关节内钙化、关节游离体等，增强扫描可以提供血供及血管情况分析。MSCT 可以立体显示髋关节复杂及细微结构。在 CT 图像上，髋关节的关节间隙应该是清晰可见的，显示为两个骨头之间的空隙。正常的骨骼组织应该有均匀的骨质密度。在 CT 图像上，髋关节周围的骨骼应该都有相似的密度。正常的髋关节没有显示出任何断裂或分离的骨头。正常的髋关节在 CT 图像上，髋关节头应该呈现出光滑的表面和规则的形状。正常的髋臼应该具有整齐的边缘。在 CT 图像上，髋臼应该显示出光滑、连续和规则的边缘（图 5-2）。

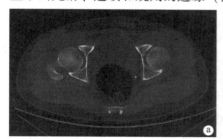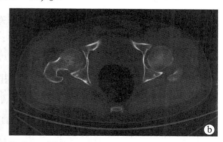

图 5-2 正常髋关节 CT 图像

a. 髋关节 CT 平扫（股骨头层面）；b. 髋关节 CT 平扫（股骨颈层面）

三、髋关节 MRI

1. 髋关节 MRI 的参数设置

（1）磁场强度：通常使用 1.5 或 3.0 特斯拉（T）的磁场强度进行扫描。

（2）视野大小（FOV）：FOV 是需要成像的区域大小，对于髋关节

MRI 扫描，FOV 应该足够大，以覆盖整个髋关节区域。

（3）层厚：通常为 3~5mm，并且可以根据具体情况进行调整。

（4）TR（重复时间）和 TE（回波时间）：这些参数控制图像的对比度和分辨率。具体的 TR 和 TE 值取决于所使用的设备和成像序列，可以根据医生的建议进行调整。

（5）成像序列：髋关节磁共振成像通常使用 T1 加权成像、T2 加权成像或脂肪抑制成像等成像序列。

（6）常规序列选择：CORT1WI、CORT2WISTIR、AXT1WI、AXT2-WISTIR，必要时还可加扫斜矢状位图像。

2. 正常髋关节 MRI 的图像特征

（1）T1 加权成像：在 T1 加权成像中，正常骨骼呈现为高信号强度区域，而软组织和肌肉呈现为中等信号强度区域。正常髋关节图像应该显示出光滑的髋臼、股骨头和大转子，有规则的髋臼形态，以及清晰可见的滑膜层（图 5-3）。

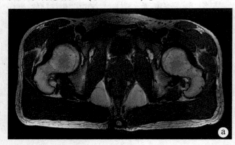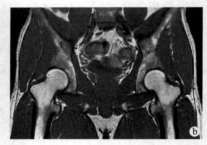

图 5-3 正常髋关节 MR T1WI 图像

a. 横轴位；b. 冠状位

（2）T2 加权成像：在 T2 加权成像中，正常软组织和肌肉呈现为中等信号强度区域，而骨骼呈现为低信号强度区域。正常髋关节应该显示出正常的滑膜和软骨，没有明显的水肿或病变。

（3）脂肪抑制成像：脂肪抑制成像可以排除脂肪对图像的干扰，使得软组织和肌肉更加清晰可见。在脂肪抑制成像中，正常髋关节的软组织和肌肉呈现为中等信号强度区域，而骨骼呈现为低信号强度区域。

总之，正常髋关节磁共振成像应该显示出清晰可见的骨骼、软组织和肌肉结构，没有明显的水肿或病变。

第二章　髋关节撞击征

髋关节撞击综合征（FAIS），又称为髋撞击征，是一种常见的髋部疾病，也是青壮年患者髋部疼痛的常见原因之一。通常由于髋臼、股骨头或髋突的异常形态或位置引起。当这些结构之间的摩擦增加时，会导致疼痛、活动受限、关节炎等症状。在严重情况下，可能需要进行手术治疗。该综合征的常见病因包括：①姿势不良：如弯腰驼背、长时间站立或久坐；②运动过度：如长跑、跳跃运动或长时间行走；③结构异常：如股骨头退行性变、髋臼发育不良或向前旋转、髋窝深度不足等。此外，风湿性关节炎、强直性脊柱炎也能导致该病。

髋关节撞击征最常见的症状就是髋部疼痛。这种疼痛通常发生在运动或活动后，而且会随着时间的推移越来越明显。疼痛可以出现在髋部前面、外侧或后面，多以腹股沟处疼痛或臀部深处疼痛为著，髋关节屈曲内旋时明显。有些患者还会感到膝盖或大腿的疼痛。受到髋关节撞击征影响的患者在行走、跑步、上下楼梯等活动时可能会感到不适，并且可能会出现行动缓慢、行走时摇摆或跛行等情况。此外，还有髋关节活动受限（如内收内旋）、关节闪痛、关节绞索及弹响。可分为三型：凸轮撞击型——股骨头颈间凹陷不足、钳夹撞击型——髋臼解剖异常（后倾、过深或前凸）、混合型。当受到髋关节撞击征影响时，有些患者在活动中可能会听到"咔嚓"或"刺啦"等声音。这是髋关节撞击时软组织产生的声音。由于长期的疼痛和活动受限，髋关节撞击征患者可能会出现相应肌肉的萎缩和不良姿势，这也会进一步加重疼痛。

影像检查对于诊断髋关节撞击综合征具有重要意义。X线检查可以显示骨的形态和结构，帮助排除其他疾病的可能性。CT检查可以提供更详细的图像，包括软组织和骨的3D重建图像，有助于确定髋臼和股骨头之间的大小差异以及是否有骨质增生或骨刺等问题。MRI检查可以在不使用辐射的情况下提供高分辨率的图像，帮助医生确定骨、软骨和周围组织的状态，并评估髋臼和股骨头之间的间隙，以及是否存在软骨损伤或其他软组织损伤。

第一节　髋关节撞击征的 X 线表现

1. 髋关节撞击征的 X 线征象

（1）髋臼发育不良，过深或过浅（图 5 - 4）。

（2）股骨头与髋臼之间的缝隙变窄或消失。

（3）股骨头颈部出现骨质增生（骨刺）。

（4）髋臼边缘不规则。

（5）髋臼的倾斜角度异常。

（6）关节面囊变。

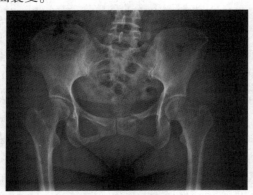

图 5 - 4　髋关节撞击综合征 X 线图像

左髋臼过浅

2. 髋关节撞击征的 X 线报告

（1）报告应包括患者基本信息，包括姓名、年龄、性别等。

（2）报告应明确描述使用的影像学技术，例如正位 X 线片、侧位 X 线片、Dunn 视角 X 线片。报告应对观察到的股骨头和髋臼的形态、大小和位置进行详细描述。需要注意髋臼深度是否足够，股骨头颈部的倾斜角度等。如果发现股骨头和髋臼位置异常，则需要具体描述碰撞的位置和程度。可以结合 Dunn 视角 X 线片等更为精细的影像学技术来确定碰撞情况。如果发现有关节周围软组织损伤，则需要描述其位置和程度。可以建议结合 MRI 等影像学技术来进一步评估。

（3）报告中需要给出医生的结论和建议。

第二节　髋关节撞击征的 CT 表现

1. 髋关节撞击征的 CT 征象

（1）能清晰显示细微骨质结构改变。

（2）骨质增生：FAIS 患者的股骨头和（或）髋臼周围可能会出现骨质增生。这些赘生物通常位于股骨头颈部或髋臼前缘，可以在 CT 图像上清晰可见。这些骨质增生可以加重股骨头和髋臼之间的碰撞，导致进一步的组织损伤。

（3）退变性改变：FAIS 患者的髋关节内软组织可能会受到退变性改变。这些改变包括软骨磨损、滑膜炎和肌腱炎。这些退变性改变可以在 CT 图像上显示为髋关节内部结构的模糊或不规则。

（4）髋臼深度改变：FAIS 患者的髋臼可能会出现深度改变。这些改变可以导致股骨头和髋臼之间的角度发生变化，从而增加了摩擦或碰撞的可能性。CT 可通过显示髋关节的三角纤维骨性结构来评价髋关节的内外撞击，准确量化股骨畸形程度和部位，测量异常的髋臼旋转角度（图 5-5）。

（5）股骨头颈交界处改变：FAIS 患者的股骨头颈交界处可能会出现改变。这些改变包括颈部凸起、软骨磨损和囊肿形成。这些改变也可以在 CT 图像上清晰可见。

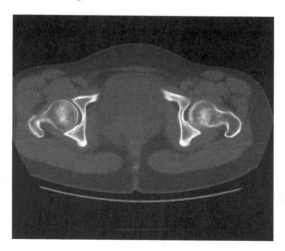

图 5-5　髋关节撞击综合征 CT 图像

左髋臼过浅

2. 髋关节撞击征的 CT 报告

（1）在 CT 检查报告的开头部分，应当注明"髋关节 CT 检查"。

（2）描述扫描技术：CT 检查报告应包括所使用的扫描技术、扫描程序、辐射剂量等信息。

（3）描述影像发现：CT 检查报告应包括详细的影像描述，包括骨盆、股骨头和股骨颈等区域的骨质形态、软组织结构和关节面轮廓。同时，报告还应描述任何异常发现，如关节腔积液、软骨磨损、骨质增生等。

提供结论和建议：CT 检查报告应包括结论（如：符合髋关节撞击征表现）和进一步检查建议。

第三节　髋关节撞击征的磁共振表现

1. 髋关节撞击征的 MRI 征象

对髋臼盂唇和软骨损伤的检出率有较高敏感性和特异性，对关节积液及滑膜增生，骨髓水肿等显示清晰。

（1）T1 加权成像（T1WI）：T1WI 序列能够显示组织的解剖结构，对于骨质、软骨、肌肉等组织有较好的分辨率，但对液体信号不敏感。在髋关节撞击综合征中，T1WI 序列可以显示撞击部位的骨质状况和周围软组织结构，如股骨头、髋臼等。

（2）T2 加权成像（T2WI）：T2WI 序列对于液体信号有较好的分辨率，能够清晰显示水肿和炎症，对于软骨、肌肉等非液体组织也有一定的分辨率。在髋关节撞击综合征中，T2WI 序列可以显示撞击部位周围的水肿情况、软组织结构和慢性炎症。

（3）脂肪抑制 T2 加权成像（FS－T2WI）：FS－T2WI 序列能够抑制脂肪信号，使液体信号更为突出，因此对于髋关节撞击综合征的诊断有一定的优势。在该序列中，可以清晰显示液体信号下周围的软组织结构和水肿情况（图 5－6）。

（4）磁共振血管成像（MRA）：MRA 序列主要用于显示血管结构，可用于检测股动脉或股静脉是否受到压迫或扭曲。在髋关节撞击综合征中，MRA 序列可以显示血管的变化和周围软组织的情况。

2. 髋关节撞击征的 MRI 报告

（1）选择适当的磁场强度：通常使用 1.5 或 3.0 特斯拉的磁场强度，以提供高质量的图像。

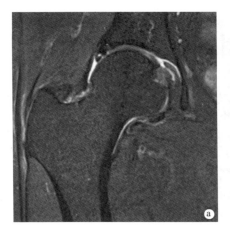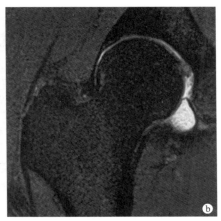

图 5 – 6 髋关节撞击综合征 MR 图像

a. 冠状位 T2WI 前上盂唇高信号（损伤）；b. 冠状位 T2WI 髋白盂唇旁囊肿

（2）使用足够的分辨率：对于检查髋关节，需要足够高的分辨率以准确显示组织和解剖结构。通常使用 256×256 或 512×512 像素的矩阵进行扫描。

（3）使用适当的序列：在进行 MRI 检查时，需要选择适当的序列以获得所需的图像信息。对于髋关节撞击综合征的诊断，通常会使用 T1 加权、T2 加权、脂肪抑制和液体抑制序列。

（4）调整扫描方向和位置：通常采用横断面和冠状面图像进行扫描，以显示关节的前后和上下方向的结构。此外，应根据患者的体型和病变部位，调整扫描位置和角度，以获得最佳的图像质量和解剖信息。

（5）对比剂的使用：对于需要评估软组织结构的情况，可能需要使用对比剂增强扫描。

需要注意的是，MRI 检查需要专业的医学人员进行操作和解读，患者应该根据医生或放射科技师的指示进行检查。

第三章 髋臼盂唇损伤

髋臼盂唇位于髋关节的连接部位，指位于髋臼的边缘周围的环形纤维软骨组织，其作用是加强髋臼对股骨头的包裹作用。在解剖结构上，髋臼盂唇分为前、后和上三个部位，其中前、后部位较容易受到损伤。同时，由于髋臼盂唇负责支撑髋关节并承受身体重量的压力。髋臼盂唇损伤通常是由重复性或剧烈运动引起，如长跑、跳跃、踢球等活动。此外，髋臼盂唇损伤也可能是由意外摔倒或者其他外伤引起。

髋臼盂唇损伤通常引起隐痛感，即在髋关节深处出现轻微、持续的疼痛。当发生严重的髋臼盂唇撕裂时，可能会出现突然而剧烈的疼痛。在进行一些需要活动髋关节的活动时，例如行走、长时间站立或者弯腰等，髋臼盂唇损伤的疼痛感可能会加重。有时候髋臼盂唇损伤也会表现为髋部钝痛感，类似于肌肉酸痛或关节炎引起的疼痛。

除了临床检查，影像检查对诊断髋臼盂唇损伤各有优劣。X线检查：可以显示出骨性损伤，但对软组织损伤的显示有限。CT扫描可以更清晰地观察骨性损伤和软组织损伤情况。MRI检查是目前最为常用的一种检查方式，可以显示出软组织损伤的情况，对于盂唇损伤的诊断具有高度敏感性和特异性。因此，在髋臼盂唇损伤的诊断中，MRI检查是最具诊断价值的一种影像学检查手段。

第一节 髋臼盂唇损伤的 X 线表现

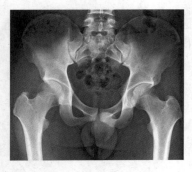

图 5-7 髋臼盂唇损伤 X 线图像
左髋臼骨折

1. 髋臼盂唇损伤的 X 线征象

（1）髋臼盂唇撕裂：在 X 线上可能出现关节间隙增宽或不规则、髋臼边缘骨折、骨碎片等（图 5-7）。

（2）髋臼盂唇脱位：可以看到髋臼盂唇位置异常，与正常位置相比位置偏下或偏外。此外，股骨头也可能呈现不稳定或错位的征象。

（3）髋臼盂唇骨化性纤维异常：在

X 线上可见髋臼盂唇附近出现骨性增生、钙化和肥厚等改变。

但是，有时候这些表现并不典型，需要结合临床表现、病史和其他影像学检查来进行确诊。

2. 髋臼盂唇损伤的 X 线报告

（1）报告标题：应包括患者姓名、性别、年龄、检查日期和医院等信息。

（2）检查方法：应明确使用的影像学检查方法，包括曝光方式、曝光技术、曝光参数等。

（3）检查部位：应准确描述受检部位的位置和范围，如"左侧髋关节""右侧股骨头"等。

（4）检查结果：应详细描述所见征象，包括是否存在髋臼盂唇撕裂、髋臼盂唇脱位、髋臼盂唇骨化性纤维异常等，并注明征象的临床意义。

（5）结论：根据所见征象结合临床病史和体格检查，得出诊断结论和建议。

（6）注意事项：需要指出报告中可能存在的限制或不确定性，以及需进行进一步检查的可能性。

第二节　髋臼盂唇损伤的 CT 表现

1. 髋臼盂唇损伤的 CT 征象

（1）髋臼盂唇撕裂：在 CT 扫描中，不能直接显示髋臼盂唇异常改变，主要显示骨内和关节周围异常变化，如髋臼增生、囊变。可以看到髋臼盂唇的边缘出现断裂和不规则形状。此外，还可能伴随有关节积液和股骨头周围软组织肿胀。

（2）髋臼盂唇脱离：在 CT 扫描中，可以发现髋臼盂唇分离脱落，并且与髋臼之间存在空隙。

（3）骨质损伤：髋臼盂唇损伤通常伴有骨质损伤。在 CT 扫描中，可以看到髋臼和股骨头的骨折、骨裂或骨折线（图 5-8）。

（4）髋臼关节脱位：在 CT 扫描中，可以看到股骨头从髋臼中分离，显示出髋臼关节的不正常位置。

2. 髋臼盂唇损伤的 CT 报告

报告包括以下内容：骨盆 CT 平扫和增强扫描所显示的异常表现；髋臼盂唇的位置、大小、形态等；盂唇软组织结构的完整性和密度；是否存在关节腔积液或者出血等其他异常表现；与周围软组织和骨骼的关系。

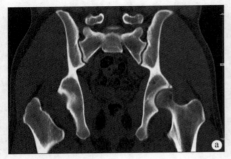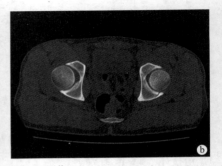

图 5-8　髋臼盂唇损伤 CT 图像

a. 左侧髋臼盂唇损伤 CT 冠状位重建；b. 左侧髋臼盂唇损伤 CT 平扫

　　根据影像学表现，给出具体的诊断意见。应当包括以下内容：髋臼盂唇损伤的类型（如剥离性、撕裂性等）；损伤的程度和范围；是否伴随其他骨盆或髋关节损伤；是否伴随其他系统的并发症。

　　最后，在报告中总结出本次检查的主要结论：确认或排除髋臼盂唇损伤；可能需要后续随访或是否需要进一步检查。

第三节　髋臼盂唇损伤的磁共振表现

1. 髋臼盂唇损伤的 MRI 征象

　　可以直接显示髋臼盂唇的形态和信号，是目前用于显示髋臼盂唇病变最有效的检查手段。MRI 检查分为 MR 普通扫描和 MR 关节造影。T1WI 适用于检测有无骨折，以及显示骨与软组织的解剖结构。在髋臼盂唇损伤中，T1WI 显示为低信号影像，对于局灶性病变和髋臼盂唇完全撕裂有较好的检出率。T2WI 适用于检测软组织结构，如肌肉、脂肪和水分等。在髋臼盂唇损伤中，T2WI 显示为高信号影像，对于弥漫性病变和髋臼盂唇完全撕裂有较好的检出率。STIR 序列适用于检测软组织水肿和炎症，不需要注射对比剂。在髋臼盂唇损伤中，STIR 序列显示为高信号影像，对于局灶性病变和弥漫性病变有很好的检出率（图 5-9）。增强扫描适用于检测是否存在血管供应异常和肿瘤等病变。在髋臼盂唇损伤中，增强扫描通常使用面部或体表标志物来定位区域，通过注射对比剂增强来检测异常血管供应或肿瘤。

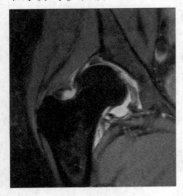

图 5-9　髋关节盂唇损伤 MR 图像

将髋臼缘按时钟图分为 12 区，前盂唇、外上盂唇和后盂唇依次分布在 8 点至 5 点范围，5 点到 8 点区域是髋臼横韧带覆盖，表面无盂唇覆盖。前上盂唇最常损伤。冠状位图像主要用于观察 11~3 点位置的外上盂唇；矢状位主要用于观察 8~11 点方向的前盂唇和 3~5 点方向的后盂唇。横轴位主要作为补充观察，还用于观察髋臼及股骨近端骨质，是否有增生、骨髓水肿、髋臼发育异常等。

（1）局灶性病变：这些病变通常是由急性外伤或反复慢性应力引起的。在 T1WI 上，局灶性病变显示为低信号影像，而在 T2WI 上则呈现高信号影像。

（2）弥漫性病变：这些病变通常是由于退行性关节病或其他原因引起的。在 T1WI 和 T2WI 上，弥漫性病变均可呈现为等信号或稍微低于周围正常软组织的信号。

（3）髋臼盂唇完全撕裂：这种情况下，撕裂处将形成一条"骑手裤带"状的缺损，即以髋臼盂唇的远端为基础，向近端延伸至股骨头颈的位置。在 T1WI 和 T2WI 上，髋臼盂唇完全撕裂部位呈现为高信号影像。

正常盂唇为附着于髋臼缘的均匀三角形低信号。根据磁共振关节造影（MRA）表现，使用 Czerny 等提出的分级标准，将髋臼盂唇损伤分为以下类型：0 级为正常盂唇；ⅠA 级为盂唇内见高信号，盂唇旁隐窝存在；ⅠB 级在 ⅠA 基础上出现盂唇增厚变形，盂唇旁隐窝消失；ⅡA 级盂唇内高信号累及关节面，未见盂唇与髋臼分离，盂唇旁隐窝可见；ⅡB 级在ⅡA 病变基础上出现盂唇增厚变形，盂唇旁隐窝消失；ⅢA 级为盂唇与髋臼缘分离，仍呈三角形；ⅢB 级盂唇与髋臼缘分离，盂唇增厚变形。

2. 髋臼盂唇损伤的 MRI 报告

（1）检查部位：髋关节。

（2）检查目的：髋臼盂唇损伤的评估。

（3）检查方法：MRI 检查，所使用的仪器和参数设置。

（4）检查结果：详细描述髋臼盂唇的形态结构以及是否有异常信号表现。如有异常信号表现，则需进一步描述其范围、程度、位置等特征，并进行定量分析。

（5）诊断意见：根据检查结果，给出明确的诊断结果，包括髋臼盂唇损伤的类型、位置、程度及可能的病因等。同时，需进行鉴别诊断，排除其他可能性。

（6）结论建议：根据诊断结果，给出治疗建议或后续随访方案，并在需要时提出进一步检查建议。

第四章 髋臼盂唇钙化沉积病

髋臼盂唇钙化沉积病也称为髋臼唇内侧钙化症，是一种关节疾病，其特征是髋臼盂唇内侧软骨和韧带处出现钙化。目前尚不清楚该疾病的确切病因，认为长期的微小损伤或应力将引起软骨组织的退变和骨化。髋臼盂唇的血管供应不足，导致缺血、坏死和钙化。身体代谢异常会影响髋臼盂唇的生物化学过程，引发钙化。

患者会在髋臼盂唇附近出现钙化物质的沉积，这可能会导致组织硬化和增厚。凸轮型髋关节撞击征（CAM 病）也可能导致髋臼盂唇区域的损伤和修复反应。病理显示髋臼盂唇区域出现纤维化和增生等反应。CAM 病还可能导致髋臼盂唇区域出现骨刺。这些骨刺可以阻碍关节的正常运动，并引起疼痛和不适。

CAM 病在解剖上也会产生一些改变：CAM 病导致髋臼盂唇区域的形态发生改变。例如，患者可能会出现髋臼盂唇区域的增厚或突起等情况。由于钙化物质的沉积和骨刺的形成等原因，CAM 病可能会导致患者髋关节的间隙变窄。这可能会使关节运动不畅，并引起疼痛和不适。长期的 CAM 病可能会导致患者股骨头变形，如扁平化或塌陷等情况，这种变形可能会加剧疼痛和不适。

最常见的症状是髋部疼痛，疼痛可持续数周或数月。疼痛可能是隐痛或钝痛，也可能是剧痛。由于髋关节受损，患者可能出现步态异常，例如跛行、行走困难或无法行走。有时还可能出现髋关节卡顿感。患者由于髋部疼痛和步态异常，可能出现活动受限，例如上下楼梯或弯腰都会感到困难。长期的髋部疼痛和活动受限可能导致相关肌肉萎缩，影响行走和运动能力。其他症状：患者还可能出现其他非特异性症状，如局部肿胀、压痛、发热等。

第一节 髋臼盂唇钙化沉积病的 X 线表现

1. 髋臼盂唇钙化沉积病的 X 线征象

髋臼盂唇周围出现钙化沉积。这是该病最明显的 X 线表现之一，可见于髋关节的正前方和外侧。钙化沉积的存在，髋臼盂唇边缘变得不规则，有时甚至呈锯齿状。髋臼盂唇处的软组织也可能受到钙化沉积的影响，形成"肉芽肿"，并导致髋臼盂唇与股骨头之间的距离缩小。有些病例还会出现股骨头的局部增厚或钙化（图5-10）。

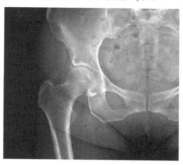

图5-10 盂唇钙化沉积病X线图像

2. 髋臼盂唇钙化沉积病的 X 线报告

（1）检查日期和患者信息：在报告的开头部分，注明检查日期和患者的基本信息，如姓名、性别、年龄等。

（2）检查部位和方法：需要清楚地说明检查的部位和采用的 X 线检查方法，如前后位或侧位。

（3）结果描述：对 X 线检查结果进行详细描述，包括股骨头、髋臼和股骨颈部分的表现。特别是盂唇处是否有明显的钙化沉积。

（4）诊断结论：根据检查结果，给出一个确切的诊断结论，如"髋臼盂唇钙化沉积病"。

（5）建议意见：在报告的最后部分，可以提供一些建议或意见，例如是否需要进一步检查、治疗或随访等。

（6）医生签名和批准：由专业医生撰写并签署报告，并由另一位医生进行审阅和批准。

第二节 髋臼盂唇钙化沉积病的 CT 表现

1. 髋臼盂唇钙化沉积病的 CT 征象

（1）骨质增生：在髋臼盂唇部位可见沉积物以及形成的骨质增生。

（2）钙化沉积：在髋臼盂唇部位可见不同程度的钙化沉积，严重时可形成利刃状突起，进一步加剧关节冲击和损伤。

（3）异常软组织：在髋臼盂唇部位可见异常的软组织，如纤维软骨、韧带等。

（4）退行性变化：病程较长的 FAI 还可能出现髋臼盂唇软骨和骨

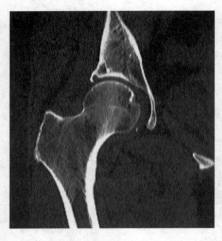

图 5 – 11　盂唇钙化沉积病 CT 冠状位
重建图像

头的退行性变化，导致关节间隙缩小，关节变形等（图 5 – 11）。

需要注意的是，CT 检查虽然可以清晰地显示髋臼盂唇区域的骨质结构和钙化沉积，但不能直接观察到软组织结构。如果需要全面评估关节软组织损伤，可以结合磁共振成像（MRI）等其他检查手段。

2. 髋臼盂唇钙化沉积病的 CT 报告

（1）报告概述：检查日期；检查部位：髋关节。

（2）扫描结果：髋臼盂唇区域存在钙化沉积，形态规则，大小约为Xcm × Ycm。钙化区域密度较高，CT 值约为 ZHU。相邻软组织结构无异常密度影像。

（3）结论：根据检查结果，提示髋臼盂唇钙化沉积病可能性较大，请结合临床资料进行进一步诊断和治疗。建议对病变区域进行定期随访和观察。

第三节　髋臼盂唇钙化沉积病的磁共振表现

1. 髋臼盂唇钙化沉积病 MRI 征象

（1）T1WI（T1 加权成像）序列：髋臼盂唇钙化沉积病在 T1WI 序列上呈现为低信号强度区域。这是因为钙化物质与脂肪组织具有不同的信号强度。因此，在 T1WI 上，髋臼盂唇钙化沉积病呈现为低信号区域，而周围的脂肪组织则呈现高信号强度。

（2）T2WI（T2 加权成像）序列：髋臼盂唇钙化沉积病在 T2WI 序列上呈现为高信号强度区域。这是因为钙化物质本身没有信号，但它周围的软组织水分聚集，因此在 T2WI 上呈现高信号强度。

（3）STIR 序列：STIR 序列可以抑制脂肪信号，突出其他组织的信号，因此对于检测髋臼盂唇钙化沉积病较为敏感。在 STIR 序列上，髋臼盂唇钙化沉积病呈现低信号强度区域（图 5 – 12）。

2. 髋臼盂唇钙化沉积病的 MRI 报告

（1）检查目的：说明为什么要进行此次检查。例如，病史、体检或其他检查提示可能存在 FAI。

（2）检查方法：描述进行的检查方法，包括采用的仪器、软件和技术参数等。例如，使用 1.5TMRI 机器，以 3DT1 加权序列进行扫描。

（3）检查部位：明确检查的部位，例如左或右髋关节、股骨头、股骨颈、髋臼、盂唇等。

（4）检查结果需要注重评估以下方面：髋臼盂唇的形态和结构；股骨头和股骨颈的形态和结构；相应部

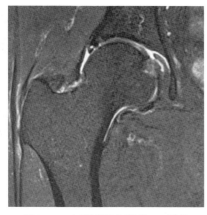

图 5 - 12　盂唇钙化沉积病 MR 图像

位的软组织情况，如滑膜、肌肉、韧带、神经、动脉等。在结果描述中，需要详细描述发现的异常，如是否存在髋臼盂唇钙化沉积、股骨头缺血坏死、软骨退化等。

（5）诊断结论：结合检查结果和患者病史等信息，明确诊断结论，如 FAI 疑似、FAI 确诊、股骨头缺血坏死等。

（6）建议：根据检查结果和诊断结论，提出相应的治疗、随访或其他建议。

需要注意的是，在书写报告时要使用规范、简洁、明了的语言，并标注单位。同时，书写须符合医学科技文献著录格式要求，以便于医生、患者及其家属进行交流与理解。

第五章　髋关节周围囊肿

　　髋关节周围囊肿是一种较为常见的病症，通常由以下几种原因引起。当关节受到损伤时，身体可能会产生囊肿来保护损伤部位。在髋关节周围，损伤和炎症可以导致囊肿形成。滑膜是一种覆盖在关节表面的组织，可以分泌关节液来润滑关节，防止摩擦。如果滑膜受到感染或刺激，可能会分泌过多的液体，导致囊肿形成。有些人可能患有关节疾病，如类风湿关节炎和强直性脊柱炎等。这些疾病可以导致关节周围囊肿的出现。在极少数情况下，髋关节周围的囊肿可能是由肿瘤引起的。这种情况下，囊肿可能需要进行手术治疗。

　　该病的病理改变有以下几种：囊肿内膜来源于滑膜组织或关节囊壁，囊肿内膜上皮细胞可分泌滑液，促进囊肿内液的形成和积聚；囊肿壁通常由纤维结缔组织和肌肉组织构成，也可能存在血管、神经和淋巴管等结构；囊肿内容物主要为液体，颜色和黏度不一，也可能含有血液、化脓物或肿瘤组织等。

　　解剖改变如下：髋关节周围囊肿引起的软组织肿胀可压迫周围组织和器官，导致相应的症状和体征。髋关节周围囊肿长期存在可引起邻近骨质的压迫和吸收，导致骨质破坏和变形。髋关节周围囊肿形成后，关节囊可能因为液体积聚而扩张，影响关节活动度和稳定性。

　　髋关节周围囊肿主要有如下临床表现：患者可能会感到髋部或臀部疼痛，疼痛程度轻重不一，可以持续或间歇发作，也可能伴有夜间疼痛。髋部周围囊肿长期存在可引起局部水肿或软组织肿胀，影响患者日常活动和睡眠。由于髋关节周围囊肿的存在，关节的活动度可能受限，如屈曲和旋转动作受限等。患者可能会因为囊肿的位置和大小，出现站立或行走时倾斜，坐下或躺卧时不适等体位异常。如髋关节僵硬、发热、压痛、感觉异常等。

第一节　髋关节周围囊肿的 X 线表现

1. 髋关节周围囊肿的 X 线征象

（1）骨质改变：髋关节周围软组织肿胀及肿物压迫导致周围骨质变薄、吸收、断裂或增生硬化，X 线影像上可见局部骨质吸收、骨膜增生等表现。

（2）关节间隙变窄：由于肿物体积增大，会对髋关节产生一定程度的挤压，进而导致关节间隙变窄（图 5 - 13）。

（3）软组织肿胀：在 X 线上表现为周围软组织增厚、密度不均匀，尤其是在肿物较大的情况下，可明显看出压迫周围软组织的情况。

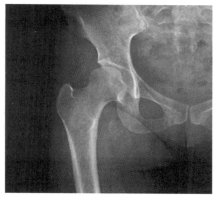

图 5 - 13　髋关节周围囊肿 X 线图像

2. 髋关节周围囊肿的 X 线报告

（1）检查时间和患者信息：包括患者姓名、性别、年龄和检查日期等基本信息，以确保报告的准确性和可追溯性。

（2）检查部位和方法：需明确检查的部位是髋关节，并给出用于检查的 X 线方法和设备，如数字化 X 线或传统 X 线等。

（3）主要发现：描述髋关节周围的囊肿数量、大小、位置、形态和密度等方面的详细情况。同时，也需要说明是否存在其他异常改变，如骨折、关节脱位等。

（4）结论：根据检查结果，给出结论和诊断建议。如果存在髋关节周围囊肿，需要进一步评估其性质和原因，如退行性变、肿瘤等，并提出治疗建议。

（5）医师签名和盖章：由主管医生进行审核和确认，并在报告上签字和盖章，以便于报告的可靠性和合法性。

第二节　髋关节周围囊肿的 CT 表现

1. 髋关节周围囊肿的 CT 征象

在骨盆区域附近出现圆形或椭圆形低密度影像，常见大小为 2 ~ 6 厘米；囊肿壁清晰可见，边缘光滑且密度均匀（图 5 - 14）；囊肿内部无明显实性结构，CT 值为 10 ~ 30Hu；周围组织可受到压迫推移，表现为骨质侵蚀和软组织移位；如果囊肿内部有钙化，CT 可以清晰显示。

在进行 CT 检查时，医生还会评估骨骼和周围组织的密度。正常骨骼的 CT 值为 500 ~ 1000Hu；而软组织的 CT 值通常较低，为 0 ~ 100Hu。不同类型的骨骼和组织具有不同的 CT 值范围。例如，骨折、骨肉瘤等

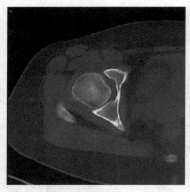

图 5 - 14　髋关节周围囊肿 CT 图像

骨骼疾病通常表现为骨质异常，其 CT 值通常比正常骨骼低。

2. 髋关节周围囊肿的 CT 报告

（1）报告标题：应注明检查部位和检查方法，例如"左髋关节 CT 检查报告"。

（2）检查方法：应说明使用的 CT 设备型号、扫描方式及参数。

（3）影像描述：应该详细描述髋关节周围囊肿的位置、大小、形态、数量、密度和边缘等特征。同时还需要描述周围软组织结构的情况，如肌肉、脂肪、神经、血管等。

（4）影像诊断：应根据影像学表现进行诊断，确定髋关节周围囊肿的性质，如囊肿壁的厚薄、囊液的密度、有无分隔、有无钙化等。

（5）诊断意见：根据影像所见结合病史、体检等资料进行综合分析，提出具体的诊断意见，如是否需要进一步检查。

第三节　髋关节周围囊肿的磁共振表现

1. 髋关节周围囊肿的 MRI 征象

（1）囊肿形态和位置：髋关节周围囊肿通常位于髂突下、股骨颈或大转子上方等部位，呈圆形或卵圆形，大小不一，边缘清晰。信号强度：髋关节周围囊肿在 T1WI 上信号强度低于周围软组织，而在 T2WI 上信号强度高于周围软组织，且常伴有高信号积液或出血等表现。囊壁增厚和强化：部分髋关节周围囊肿囊壁可呈局部或全层增厚，并可在增强扫描中呈环形强化。周围软组织改变：髋关节周围囊肿可使周围软组织受挤压、移位或破坏，导致肌肉萎缩、脂肪浸润或水肿等改变。

（2）T1WI 序列：髋关节周围囊肿在 T1WI 上呈低信号。

（3）T2WI 序列：髋关节周围囊肿在 T2WI 上呈高信号，因为该序列对液体等组织具有较高的灵敏度。

（4）STIR 序列：STIR 序列是一种反转恢复序列，可以抑制脂肪信号，使得液体信号更加凸显。因此，髋关节周围囊肿在 STIR 序列上呈现高信号，类似于 T2WI 序列（图 5 - 15）。

（5）脂肪抑制增强 T1WI 序列（FS - T1WI）：这种序列可以抑制脂

肪信号，并增强软组织对比度。髋关节周围囊肿在 FS – T1WI 上呈低信号，但囊壁可能表现出环形强化。

2. 髋关节周围囊肿的 MRI 报告

（1）检查部位和方式：首先应明确检查的部位为髋关节，检查方式为 MRI。

（2）影像表现描述：描述髋关节周围囊肿的形态、大小、数目、位置等信息。可以采用下列叙述方式。

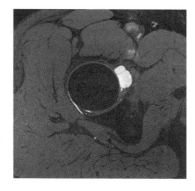

图 5 – 15　髋关节周围囊肿 MR 图像

①形态：囊肿形态圆形或椭圆形，边缘清晰；大小：测量其长、宽、高，最大径约 Xcm；数目：单发/多发；位置：左侧/右侧，关节内/外侧，深浅位置。

②囊肿信号特征：对于 MRI 来说，不同组织的信号强度是不同的，因此需要描述囊肿的信号特征，一般采用 T1 加权、T2 加权以及增强扫描三种信号方式进行观察，可以采用如下描述方式：T1 加权：信号强度低/等；T2 加权：信号强度高/等；增强扫描：强化程度无显著增强/轻度增强/明显增强。

（3）诊断意义和建议：最后需要对囊肿进行分析，提出可能的病因，并在报告中给出诊断意义和建议。例如囊肿可能与肌肉、滑膜或韧带等结构的炎症、损伤有关；需进一步观察其生长发展情况，定期随访，以便及时发现并处理其引起的不适或并发症。

第六章　圆韧带损伤

髋关节是人体承重最大的关节之一，所以在剧烈运动、跑步、跳跃和类似活动时，如果过度用力或者姿势不正确，容易造成髋关节圆韧带拉伤或撕裂。发生车祸、跌落等意外事故时，很容易产生直接暴力撞击，并导致圆韧带损伤。圆韧带的弹性随年龄增长而逐渐减少，老年人更容易因圆韧带变性和劣化而受损。有些人天生髋关节比较松弛，这增加了圆韧带受损的风险。长时间保持同一姿势、久坐不动、缺乏锻炼等因素也会导致髋关节周围的肌肉萎缩，从而对圆韧带造成额外的负担，导致损伤。

髋关节圆韧带损伤的病理特点如下所述。

（1）损伤类型：髋关节圆韧带损伤可以分为局部断裂、完全撕脱和骨性撕脱等不同类型。

（2）损伤程度：圆韧带损伤的程度可以分为轻微、中度和重度三个级别，根据损伤范围和严重程度来确定。

（3）损伤位置：圆韧带损伤的位置也有所不同，可以在圆韧带的前、后、上或下部位发生，其中以前部位最常见。

（4）组织改变：损伤后出现的组织改变包括血肿形成、纤维组织增生和纤维软骨形成等。在不同阶段，受损的圆韧带可能会发生再生或愈合，但也可能出现肥厚、挛缩和钙化等不良后果。

髋关节圆韧带是连接股骨头和髋臼的重要结构，起到支撑和稳定髋关节的作用。如果发生圆韧带损伤，通常会出现以下临床表现：圆韧带损伤时，常常会引起髋部疼痛。疼痛可能会在运动或负重时加重。由于圆韧带的重要作用，损伤后患者可能会出现髋关节活动受限或不适感，包括屈曲、外展和内收等方向。圆韧带损伤也会导致髋关节不稳定感，特别是在承重或运动时，患者可能会感到髋部松弛或摇晃。由于圆韧带损伤后髋关节的不稳定性，周围的肌肉可能会出现痉挛来保护关节。圆韧带损伤可能会导致髋部肿胀和红肿，或者在关节区域出现明显的凹陷感。

第一节　髋关节圆韧带损伤的 X 线表现

1. 髋关节圆韧带损伤的 X 线征象

髋关节圆韧带损伤的 X 线检查征象通常不明显，因为圆韧带是软组织结构，无法在 X 线中直接观察到。

但是，如果出现圆韧带损伤，可能会导致骨头移位或关节间隙变窄，这些改变可以在 X 线检查中被观察到。具体征象包括以下几种。

（1）骨质增生：由于长期慢性损伤和炎症反应，可能会引起骨质增生（图 5 - 16）。

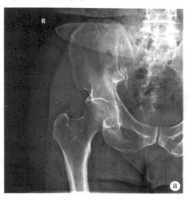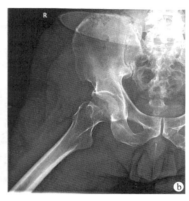

图 5 - 16　髋关节圆韧带损伤 X 线图像

a. 右髋关节 X 线正位片；b. 右髋关节 X 线蛙式片

（2）关节间隙变窄：圆韧带受损后，关节间隙可能会发生变窄。通常情况下，正常成年人髋关节间隙应该保持一致且匀称。

（3）骨折或骨裂：当圆韧带受损时，骨头可能会发生移位，导致骨折或骨裂，这些改变可以在 X 线上被看到。

（4）关节面不规则：当圆韧带损伤时，可能会导致髋关节表面不规则，这种情况可通过 X 线检查来确定。

需要注意的是，如果仅进行 X 线检查可能无法准确诊断圆韧带损伤，有时可能需要进行其他影像学检查如 MRI 等来协助诊断。

2. 髋关节圆韧带损伤的 X 线报告

（1）报告格式：应按照医疗机构的标准格式进行书写，包括患者基本信息、检查部位、检查方法、检查结果和诊断意见等内容。

（2）检查部位：应明确指出检查的部位是髋关节，并注明是否采用了侧位或盆骨正位等其他检查方式。

（3）检查方法：应详细描述所采用的检查方法，如使用哪种设备和参数设置等。

（4）检查结果：应详细描述所观察到的影像学表现，包括骨折、结构畸形、关节腔积液等。针对圆韧带损伤，应描述圆韧带周围软组织是否存在肿胀、瘢痕形成或撕裂等情况。

（5）诊断意见：应根据检查结果和患者的临床症状进行综合分析，给出具体的诊断意见。

（6）注意事项：应注意在报告中提醒医生或患者，X 线检查局限性较大，如果需要进一步诊断或评估，可以考虑进行 CT 或 MRI 等更为准确的检查方法。

第二节　髋关节圆韧带损伤的 CT 表现

1. 髋关节圆韧带损伤的 CT 征象

（1）韧带局部增厚或断裂：在 CT 图像上，圆韧带会呈现为一条亮线，如果出现增厚或断裂，就说明该部位受到了损伤。

（2）骨质损伤：由于髋关节圆韧带损伤常常与骨质损伤同时发生，因此 CT 检查也可以显示相关的骨质变化。例如，骨折、骨片脱落和骨刺等（图 5－17）。

（3）软组织肿胀：损伤后，周围软组织会出现水肿和肌肉痉挛，这些变化也可以在 CT 图像上看到。

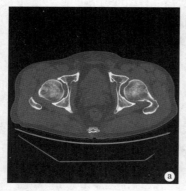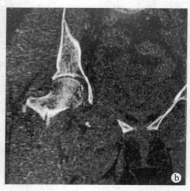

图 5－17　髋关节圆韧带损伤 CT 图像

a. 髋关节 CT 平扫右髋关节骨质增生改变；b. 髋关节 CT 冠状位重建为右髋关节股骨头凹骨折，圆韧带损伤

CT 值和密度是描述物质在 CT 图像中的灰度级别的指标，对于髋关节圆韧带损伤的诊断来说，它们并不是直接的征象。但是，在检查中可能会测量圆韧带区域的 CT 值和密度，以评估局部硬度的变化。

2. 髋关节圆韧带损伤的 CT 报告

报告题目应明确，包含患者姓名、性别、年龄和检查日期等基本信息。

报告正文应包括影像学表现和诊断结论两部分，首先描述检查所见的相关影像学表现，如受损韧带的位置、程度、形态等，需要注明采用何种成像方式（如平扫、增强扫描等）；其次，根据影像学表现做出具体的诊断结论，如股骨头向外旋转，圆韧带受损导致髋臼变窄等。

注意使用专业医学术语，避免使用模糊不清或易产生歧义的词汇，保证报告的准确性和可读性。

在报告中还可以提供一些其他信息，如可能的原因、治疗建议等。如果需要进一步检查或随访，也应在报告中提出相应建议。

最后，要对报告进行审核和签名确认，标明医师职称、医院名称等信息，确保报告的真实性和权威性。

第三节　髋关节圆韧带损伤的磁共振表现

1. 髋关节圆韧带损伤的 MRI 征象

（1）T1 加权图像：在 T1 加权图像上，圆韧带通常呈现为低信号强度区域，而正常的圆韧带应该呈现高信号强度。因此，圆韧带损伤可能表现为信号减弱或消失。

（2）T2 加权图像：在 T2 加权图像上，圆韧带通常呈现为高信号强度区域。当圆韧带受损时，它可能会出现信号异常，例如信号减弱、分裂、撕裂或部分撕裂等。

（3）脂肪抑制加权图像：在脂肪抑制加权图像上，由于脂肪信号被抑制，骨骼和软组织的对比度更好。这有助于显示圆韧带的形态，并可检测圆韧带周围的水肿和其他损伤征象（图 5 - 18）。

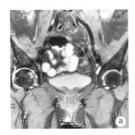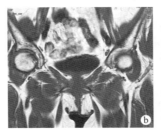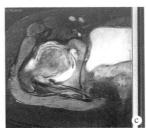

图 5 - 18　髋关节圆韧带损伤 MR 图像

a. MRI T2WI 冠状位右侧股骨头骨折；b. MRI T1WI 冠状位双侧髋臼发育不良；c. MRI T2WI 横轴位右髋关节圆韧带损伤并关节积液

（4）增强扫描：增强扫描可用于检测圆韧带周围软组织的异常信

号增强，例如肿胀或炎症。增强扫描还有助于区分肿瘤和其他异常。

2. 髋关节圆韧带损伤的 MRI 报告

报告应包括患者姓名、性别、年龄等基本信息，以及检查日期和医院名称。

首先描述检查方法和仪器参数，包括使用的磁场强度、序列类型、扫描方向和层数等详细信息。

描述髋关节圆韧带在不同序列的图像表现，包括 T1WI、T2WI 和 PDWI 等。要注明病变部位、形态、大小、信号强度及分布情况。

若有必要，可以进行增强扫描，并描述增强前后的差异。

对于髋关节其他结构如股骨头、髋臼等是否受到影响也需要进行说明。

结合临床资料进行分析，给出诊断意见和建议治疗方案。

报告应简洁明了，语言准确严谨，在描述时避免使用模糊、主观的词汇。两位医学专业人员要同时核对。

最后由负责审核的医生签名并注明日期。

第七章　髋关节滑膜软骨瘤病

　　髋关节滑膜软骨瘤病是一种罕见的疾病，其具体病因尚不清楚。然而，研究表明，该疾病可能与以下因素有关：遗传基因突变会导致髋关节滑膜软骨瘤病的发生，如多发性软骨瘤病等。此外，长期重复的运动或外伤等可以导致髋关节滑膜软骨瘤病的发生。髋关节滑膜软骨瘤病多见于老年女性。

　　髋关节滑膜软骨瘤病的主要病理和解剖改变有如下几个方面：关节滑膜会出现不同程度地增厚，这是由于滑膜细胞数目增加以及滑膜细胞异常增生所致。髋关节滑膜软骨瘤病最明显的特征就是软骨瘤的形成。软骨瘤是指在软骨组织内形成的肿块，大多数情况下都是良性的。软骨瘤可以形成在髋关节的任何部位，最常见的位置是股骨头和骨盆。在软骨瘤形成的同时，还会伴随着骨质增生。这是由于软骨瘤的存在刺激了骨组织的再生和增生。随着病情的进展，软骨瘤和骨质增生会导致关节功能受损，出现关节卡固的症状。患者会感觉到关节僵硬、活动受限等症状。

　　髋关节滑膜软骨瘤病的临床表现是多样化的，具体症状取决于病变程度和位置。髋部或膝盖疼痛可能会放射到大腿或臀部。疼痛一般会逐渐加重，尤其是在进行体力活动、长时间站立或行走时。髋关节僵硬，活动范围受限。部分患者甚至无法屈曲或伸展髋关节。患者可能因为髋关节功能障碍而出现步态异常，例如跛行或行走时摇晃。部分患者会感到下肢麻木或刺痛。长期的关节卡固和僵硬可能导致周围肌肉萎缩。需要注意的是，髋关节滑膜软骨瘤病早期的症状不明显，容易被忽视。

　　虽然 X 线和 CT 扫描可以显示骨性病变，但它们无法清楚地显示软组织结构，特别是软骨和滑膜。而 MRI 可以非常清晰地显示软组织结构，包括软骨、关节囊和滑膜等，还可以轻松检测到微小病变，并确定是否有肿瘤或其他病理性病变。应该进行多种检查来明确诊断，包括 X线、CT 和 MRI 等，MRI 最具有诊断价值，因为它可以更好地展示软组织结构，对病变的检测效果更好。

第一节 髋关节滑膜软骨瘤病的 X 线表现

1. 髋关节滑膜软骨瘤病的 X 线征象

X 线表现多样，典型表现为受累关节多个大小不等钙化或骨化游离体，呈环形或点彩状，边界清晰；中心密度稍低，代表中心的松质骨；中心外围绕致密环形影，为软骨基质钙化层。但很少出现关节间隙狭窄、骨质侵蚀或骨质疏松。表现不典型者可以出现骨质侵蚀，软骨下囊肿，偶见关节间隙变窄、关节脱位等表现（图 5-19）。

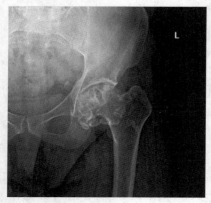

图 5-19　髋关节滑膜软骨瘤病 X 线图像

需要注意的是，X 线检查也有其局限性，它只能显示骨骼结构和一些明显的关节病变，对于软组织的变化无法直接观察。如果需要进一步明确诊断，还需要进行其他影像学检查如 MRI 等。

2. 髋关节滑膜软骨瘤病的 X 线报告

（1）报告基本信息：包括患者姓名、性别、年龄、检查日期等基本信息。

（2）检查部位：明确检查部位是髋关节，并标明检查侧（左侧或右侧）。

（3）检查方法：明确采用的是 X 线片检查，并简要描述检查方法。

（4）影像表现：描述髋关节 X 线影像表现，包括软组织肿胀、骨质疏松、髋臼变浅以及软骨下骨质硬化等。

（5）诊断意见：根据影像表现作出结论，明确诊断为髋关节滑膜软骨瘤病。

（6）注意事项：如果检查结果有需要特别注意的问题，应在报告中进行说明。

（7）医师签名和盖章：最后，在报告末尾医师应签名并盖章，以确认报告的真实性和有效性。

第二节　髋关节滑膜软骨瘤病的 CT 表现

1. 髋关节滑膜软骨瘤病的 CT 征象

钙化或骨化游离体位于关节腔内，也可呈线状聚集于滑膜。

（1）征象：髋关节内可出现多个大小不一、形态不规则的高密度结节，有时结节之间可见液性低密度区域。病变还可能导致滑膜增厚、髋臼和股骨头变形等（图 5 – 20）。

（2）CT 值：软骨瘤的 CT 值为 90 ~ 150Hu，高于周围软组织的 CT 值。

（3）密度：软骨瘤密度较高，呈等或稍密质。

（4）骨改变：软骨瘤可以引起髋臼和股骨头的骨质硬化和变形，也可能在股骨颈处形成凸起。

（5）周围软组织改变：软骨瘤可能会引起周围软组织肿胀和水肿，但通常没有明显的局部炎症征象。

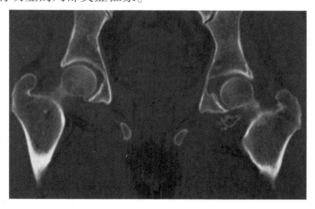

图 5 – 20　髋关节滑膜软骨瘤病 CT 图像（冠状位重建）

2. 髋关节滑膜软骨瘤病的 CT 报告

明确此次检查的目的，即为评估患者髋关节软骨瘤病情况并制定治疗方案。

简要说明采用的检查方法，如使用多层螺旋 CT 扫描等。

详细描述髋关节滑膜软骨瘤病的 CT 检查所见，包括软骨瘤的数量、大小、位置及分布，同时应注意是否存在软骨破坏、关节间隙变窄及骨质增生等表现。

根据检查所见进行结论性陈述，包括诊断和鉴别诊断，以及进一步检查和治疗建议。

最后，提醒医生注意特殊情况或需要注意的问题，包括对辐射防护的要求等。

第三节　髋关节滑膜软骨瘤病的磁共振表现

1. 髋关节滑膜软骨瘤病的 MRI 征象

髋关节滑膜软骨瘤是一种罕见的良性肿瘤，通常由软骨和纤维组织

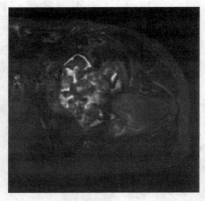

构成。关节囊内可见多个结节影，边界清晰。T1WI：病变区呈低信号强度。T2WI：病变区信号不均，钙化呈低信号，未钙化部分呈中等或高信号（图 5 –21）。Gd 增强扫描病变区可呈环形强化或不均匀强化。

此外，根据病变的位置和大小，还可以观察到关节腔积液和关节周围软组织的水肿等表现。MRI检查对于髋关节滑膜软骨瘤的诊断和鉴别诊断具有重要意义。

图 5 –21　髋关节滑膜软骨瘤病 MRI 图像

2. 髋关节滑膜软骨瘤病的 MRI 报告

（1）检查部位：明确检查部位为髋关节，避免误诊或漏诊。

（2）检查目的：简要说明检查的目的是为了评估髋关节滑膜软骨瘤病。

（3）检查方法：应注明使用的检查方法为 MRI。同时，需要说明是否使用了对比剂。

（4）检查结果：详细描述患者髋关节的病理变化，包括滑膜的增厚、软骨的破坏和软骨下骨质的改变等。如有软骨瘤，需具体描述其数量、大小、位置、形态和信号强度等。

（5）诊断意见：根据检查结果，结合临床表现，给出髋关节滑膜软骨瘤病的诊断意见，并列出可能的鉴别诊断。

（6）注意事项：应指出存在的问题或限制，如检查时患者的体位、影像质量等。

（7）结论：总结检查结果和诊断意见，提供医生参考治疗方案的依据。

第八章　股骨头缺血坏死

　　股骨头缺血坏死是指股骨头的血液供应不足，导致细胞死亡和组织损伤，最终导致骨质坏死。其病因分为创伤性和非创伤性。股骨头血供：旋股内外侧动脉发出的支持带动脉占75%；股深动脉发出的股骨滋养动脉占20%；闭孔动脉或旋股内侧动脉发出的股骨头韧带动脉占5%。如果这些血管受到损伤或狭窄，就会导致股骨头缺血、缺氧和坏死。股骨头经常受到外力冲击和承受身体重量的作用，如发生严重的外伤、骨折或手术操作等，容易造成血管破裂、血流障碍，从而导致股骨头缺血性坏死。糖尿病患者往往存在微循环障碍和血小板聚集等问题，会影响股骨头的血液供应，增加了患股骨头缺血坏死的风险。长期过量饮酒会导致肝脏损伤，进而引起脂肪变性和坏死，从而影响股骨头的血液供应。环境暴露：接触一些有害物质也可能会导致股骨头缺血坏死，如使用大剂量的激素、放射线照射等。

　　股骨头缺血坏死会出现多种病理改变：①组织坏死，由于股骨头内骨髓供血不足，导致骨细胞死亡和骨小梁塌陷；同时，骨髓腔内的血管也会受到影响，可能会发生血管壁增厚、管腔狭窄等改变。②骨质改变，股骨头缺血坏死后，由于局部骨髓缺血、缺氧，导致骨质发生变化，如骨小梁稀疏、骨小梁断裂、骨原基消失等；此外，骨质还可能发生骨结构松散、骨性关节炎等病变。③关节软骨破坏，股骨头缺血坏死后，由于关节的稳定性受到影响，容易引起关节软骨的磨损和破坏，导致关节功能下降。④炎症反应，股骨头缺血坏死过程中，由于组织坏死、血管破坏等因素，可能会引起炎症反应，如炎性细胞浸润等。⑤骨髓纤维化，在股骨头缺血坏死的早期，由于骨小梁塌陷、骨细胞死亡等因素刺激了骨髓内的成纤维细胞增生，导致骨髓纤维化。股骨头缺血坏死是一种较为复杂的疾病，其病理和解剖改变不仅包括局部的骨质改变，还涉及关节软骨、血管、骨髓等多个层面的改变。

　　股骨头缺血坏死的临床症状通常会随着病情发展而逐渐加重。股骨头缺血坏死最常见的症状就是髋关节疼痛，开始时可能只是轻微疼痛或不适感，但随着病情的加重，疼痛可能会逐渐加剧并持续存在。股骨头缺血坏死会影响到髋关节的正常运动和功能，使得患者在行走时出现困难，甚至需要使用拐杖等辅助工具。受累的髋关节可能会出现僵硬的症状，使得患者无法进行正常活动，例如弯曲膝盖或屈伸大腿。股骨头缺血坏死会导致髋关节活动范围受限，大腿外旋或内旋受限。患者可能在夜间出现髋关节疼痛甚至影响到睡眠质量。

股骨头缺血坏死的诊断通常需要综合临床症状、影像学检查及实验室检查等多种手段来进行辅助诊断。X线检查是最常见的鉴别诊断方法之一，能够显示骨质变化、关节间隙变窄、髋臼变形等病理改变，但对早期病变的诊断不够敏感。CT扫描可以提供更详细的三维图像，对于早期或局部病变的检测有一定优势，同时可以评估病变的大小和范围。MRI检查可以清晰显示软组织结构及血管情况，对于早期病变的检测敏感性较高，同时还可以评估病变的程度和范围。骨扫描可用于评估骨头代谢状态及血流情况，对于早期病变的检测有一定帮助。

股骨头缺血坏死治疗选择分为非手术治疗和手术治疗。

（1）非手术治疗：物理治疗，限制负重或非甾体抗炎药物可能缓解症状，但不能改变自然病程。其他药物如降脂药物、双磷酸盐、抗凝药物、血管扩张药正在研究中。脉冲电磁场刺激、体外冲击波和高压氧的真实疗效并没有得到有效证实。

（2）手术治疗：髓芯减压（Ⅰ－Ⅱ期），带或不带血管蒂骨移植（50岁以下无关节间隙狭窄）；全髋置换（终末期）。

第一节　股骨头缺血坏死的X线表现

1. 股骨头缺血坏死的X线征象

股骨头缺血坏死早期，X线片并无异常发现，随病程进展，可表现为轻度骨质疏松，股骨头皮质下硬化，终末期常表现为股骨头变形塌陷，密度不均匀，囊变，股骨颈短缩，关节间隙狭窄等（图5－22）。

2. 股骨头缺血坏死的X线报告

首先应当注明报告的标题，例如"骨盆正位或髋关节正侧位X线检查报告"。

在报告中应当包括患者的基本信息，如姓名、性别、年龄等。

在检查方法部分，应当详细说

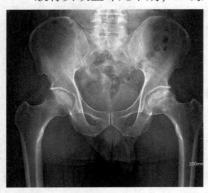

图5－22　股骨头缺血坏死X线图像

双侧股骨头坏死，左侧股骨头变形

明检查使用的设备和技术，以及对患者的操作过程。

在检查结果部分，应当清楚地描述检查发现的异常情况，如股骨头缺血坏死的位置、范围和程度等。

在结论部分，应当简要总结检查结果，并提出诊断建议和治疗方案。

最后，在报告中应当注明医生的姓名、职称和签名，并标注报告的时间和地点。

第二节　股骨头缺血坏死的 CT 表现

1. 股骨头缺血坏死的 CT 征象

（1）CT 值：股骨头缺血坏死的 CT 值通常比正常骨质低，这是因为坏死后的骨组织密度降低。一般来说，CT 值为 -400 ~ -700HU，表示坏死较严重。

（2）密度：股骨头缺血坏死区域的密度通常比正常骨质低，使得该区域的软组织与骨组织界限变得模糊。

（3）骨骼改变：股骨头缺血坏死后，受影响的区域可能会出现骨小梁的断裂、骨皮质的塌陷或骨折等骨骼改变。这些改变通常使股骨头变形，并可能引起周围骨组织的退化（图 5 - 23）。

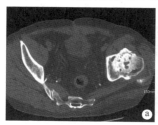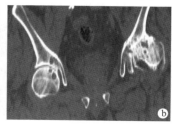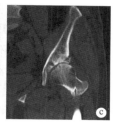

图 5 - 23　股骨头缺血坏死 CT 图像

a. 髋关节 CT 平扫左侧股骨头缺血坏死，股骨头变形塌陷；b. 髋关节 CT 冠状位重建双侧股骨头缺血坏死；c. 髋关节 CT 冠状位重建左侧股骨头坏死

（4）软组织改变：股骨头缺血坏死后，周围的软组织可能会出现肿胀、炎症和液体积聚等改变，这些变化可以在 CT 影像中看到。此外，坏死区域周围的软组织也可能受到骨折或塌陷的挤压而发生损伤。

2. 股骨头缺血坏死的 CT 报告

在报告的开头明确说明检查的目的，即为什么需要进行这项检查。例如："此次检查为评估患者股骨头缺血坏死程度及范围"。

3. 检查方法

说明使用的 CT 检查方法和参数，如扫描层厚、扫描间隔等。例如："采用 64 层多排螺旋 CT 进行扫描，扫描层厚为 1mm，扫描间隔为 1mm"。

4. 影像表现

对检查结果进行详细描述。包括股骨头缺血坏死的部位、数量、大小及坏死程度。例如："右侧股骨头局部见低密度区，边界清晰，约长轴方向最大直径 1.5cm，累及髁上段及颈部，病变范围较广泛"。

5. 结论

根据影像表现，得出相应结论。例如："右侧股骨头局部坏死，病变范围较广泛，建议进一步治疗"。

6. 医生签名和盖章

最后，在报告末尾注明医生的姓名和职称，并加盖医院公章。

第三节　股骨头缺血坏死的磁共振表现

1. 股骨头缺血坏死的 MRI 征象

（1）T1 加权序列：股骨头缺血坏死病变区域呈现低信号强度。健康骨骼组织呈现高信号强度。

（2）T2 加权序列：股骨头缺血坏死病变区域呈现高信号强度。同时，周围的软组织炎症反应以及水肿区域也会呈现高信号强度。

（3）STIR 序列：这种序列能够抑制脂肪信号，并使液体信号增强。在股骨头缺血坏死情况下，病变区域呈现高信号强度，而健康组织则呈现低信号强度（图 5-24）。

（4）DWI 序列：该序列主要观察水分子的运动，被广泛应用于癌症和神经系统疾病的检查。在股骨头缺血坏死情况下，DWI 序列可以显示出病变区域与周围骨骼组织的水分子运动的差异。

（5）Gadolinium - enhanced MRI：这种 MRI 使用对比剂来增强血管和软组织的成像效果。在股骨头缺血坏死检查中，该序列可以用于评估病灶周围的血流情况。

（6）股骨头缺血坏死分期，尚未完全统一。Fiat and Arlet 根据临床病理过程修订而来的具有代表性的五期 0、Ⅰ、Ⅱ、Ⅲ、Ⅳ期。MR 表现如下所述。

①0 期：缺血坏死改变存在，髓腔压力增高，T2WI 负重区可出现

外周低信号（坏死脂肪），内圈高信号（骨髓水肿）。

②Ⅰ期：血管阻塞，水肿黄骨髓坏死后重新修复，双线征出现，T1WI 股骨头前上部负重区线样低信号。

③Ⅱ期：T1WI 负重区硬化缘围绕的较低、不均匀信号，为新月形坏死区。

④Ⅲ期：股骨头表面不光滑，变形，软骨下骨皮质骨折，轻微塌陷。新月体形成，代表无法修复的坏死骨发生骨折，T1WI 为带状低信号区，呈地图样改变；T2WI 由于液体信号渗出填充骨折线而呈现高信号。

⑤Ⅳ期：关节软骨彻底破坏，间隙变窄，关节退变，软骨下骨质囊变，髋臼缘骨赘形成。股骨坏死，囊变，骨折呈显著塌陷变形，股骨头分节碎裂，骨折移位。

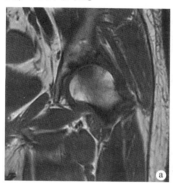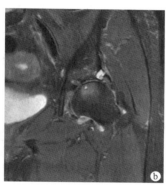

图 5 - 24　股骨头缺血坏死 MR 图像

a. 左侧股骨头缺血坏死 T1WI，股骨头皮质冠状位下低信号；b. 左侧股骨头缺血坏死，T2WI 冠状位股骨头皮质下高信号

2. 股骨头缺血坏死的 MRI 报告

（1）报告格式：报告应该采用规范的医学报告格式，包括患者基本信息、检查部位与方式、检查发现及诊断等。其中，对于股骨头缺血坏死的检查报告，应当明确标注患者股骨头局部的情况，例如左/右侧、病变程度等。

（2）描述方式：报告中应当清晰描述检查所得结果，包括股骨头的形态、信号强度以及可能存在的伴随病变等。同时，为了避免造成误解，在使用专业术语时应当尽量精确，并且尽可能让非专业人士也能够理解。

（3）结论评价：在报告的最后，需要给出相应的结论与评价。针对股骨头缺血坏死的检查报告，应当明确表述检查结果，例如骨髓水肿、骨小梁结构紊乱等，同时根据检查结果给出相应的建议。

第六篇 膝关节

第一章 膝关节正常解剖及影像学检查

第一节 膝关节正常解剖

膝关节是人体中最大的关节之一，由股骨、胫骨和髌骨组成。股骨位于大腿骨的上部，具有球形的髁（滑车面），分为内外两个。股骨的下端有一条后突，称为股骨髁。胫骨位于小腿骨的前部，其上端有一块平台状的结构，称为胫骨平台，下端形成胫骨踝关节，与距骨连接。髌骨位于膝盖前方，是一个三角形的扁平骨。髌骨的下端与胫骨相连。膝盖软骨位于股骨滑车面和胫骨平台之间，帮助减轻关节摩擦并增强稳定性。半月板位于股骨滑车面和胫骨平台之间，是两个半月状纤维软骨，也有助于减轻关节压力和增强稳定性。关节囊将股骨、胫骨和髌骨包裹在一起，内部涂有滑液，减少关节摩擦。总之，膝关节的正常解剖特点是由股骨、胫骨和髌骨组成的复杂结构，其软骨和半月板等结构有助于增强稳定性和减轻关节压力。

膝关节正常的 X 线表现：股骨与胫骨之间的关节间隙应该是均匀的，这说明关节软骨没有明显的磨损或损伤。关节周围的骨质应该均匀、密实，没有明显的骨质疏松、骨折、肿瘤或畸形等。髌骨、股骨和胫骨的角度应该在正常范围内，没有明显的变形或错位。正常的膝关节X 线表现应该是结构完整、无明显损伤、各部位比例协调、均匀分布的骨质和关节间隙（图 6-1）。

膝关节正常的 CT 图像特点包括以下几个方面：骨皮质应该完整，无明显破坏或骨折。正常的软骨应该平滑、光整，没有断裂或软化等异常情况。骨密度应该均匀、透亮，没有明显的骨质疏松或骨质增生。正常的软组织结构如肌肉、韧带、半月板等应该有清晰的轮廓，大小、形状等符合正常解剖学特征。正常的关节面应该光滑整齐，没有明显的凹凸不平或塌陷现象。可以通过 CT 重建进行角度测量，如股骨外展角、胫骨内翻角等。正常的角度应在正常范围内（图 6-2）。

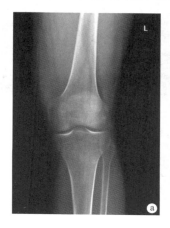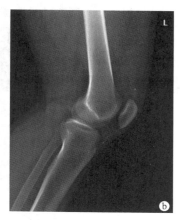

图 6-1 正常膝关节 X 线图像

a. 左膝关节正位；b. 左膝关节侧位

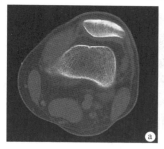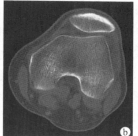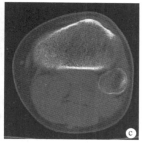

图 6-2 正常膝关节 CT 图像

a 膝关节 CT 平扫股骨头下段层面；b. 膝关节 CT 平扫股骨髁层面；c. 膝关节 CT 平扫胫腓骨近端层面

从膝关节 MR 图像可以看出以下特点：常用的序列有 T1 加权、T2 加权、PD 加权序列等。T1 加权序列：骨皮质、韧带肌腱呈现低信号，而关节软骨、滑膜呈现中等信号，髓腔呈现稍高信号。T2 加权序列：关节软骨、滑膜呈现稍高信号，而骨皮质和髓腔、韧带、肌腱呈现低信号。PD 加权序列：关节软骨、滑膜、韧带、肌腱呈现中等信号，而骨皮质和髓腔呈现低信号。综上所述，膝关节 MR 图像能够清晰地显示膝关节内部的组织结构（图 6-3）。

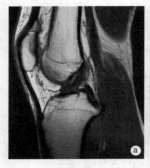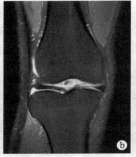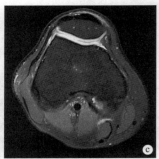

图 6-3　正常膝关节 MR 图像

a. T1WI 矢状位；b. T2WI 冠状位；c. T2WI 横轴位

第二节　膝关节影像学检查

一、膝关节 X 线检查的参数设置

（1）体位：站立或仰卧，通常是站立检查。

（2）拍摄方向：前后位和侧位。

（3）技术因素：根据患者年龄、体重、病情等具体情况综合考虑，选择适当的 X 线管电压和电流值以及曝光时间等参数，以保证图像质量和辐射剂量的平衡，减少对患者的辐射损伤。

（4）部位覆盖范围：包括整个膝关节，从股骨结构到胫骨结构，同时还应该包括髌骨和膝盖前下方软组织。拍摄正位片时，髌骨下缘位于探测器中心，小腿长轴与探测器长轴平行。拍摄侧位片时，被检测膝部稍弯曲，外侧缘靠近探测器，髌骨下缘位于探测器中心，探测器前缘超出皮肤1cm，髌骨与探测器垂直，股骨内外髁相重叠。

影像显示要求能分辨出骨皮质、骨松质、骨髓腔及周围软组织，并有层次感。骨小梁、关节间隙清晰可见。

总之，在进行 X 线检查时，医生会根据具体情况选择最适合患者的参数设置，以获得清晰可见的图像，从而对半月板损伤进行初步评估。如果 X 线检查结果异常，医生可能会建议进行其他影像学检查，如 MRI 或 CT 等，以获得更为准确的诊断。

二、膝关节 CT 检查的参数设置

（1）扫描方式：常规使用螺旋扫描，可提供更高的分辨率和更全面的图像。

（2）扫描层数：应根据需要选择不同的层数（通常为 1 ~ 3mm），以保证图像清晰度和分辨率。

（3）动态方式：可以采用静态或动态扫描。动态扫描可在关节活动时捕捉图像，更准确地评估半月板损伤。

（4）剂量：CT 扫描会产生 X 线辐射，应尽量控制剂量，并遵循国际放射卫生规定限制最大暴露剂量。

（5）骨窗宽度和骨窗位值：调整这两个参数可以优化显示半月板周围骨质和软组织的对比度。

（6）图像重建算法：选择适当的图像重建算法可以改善图像品质，并增强半月板损伤的诊断准确性。

三、膝关节 MRI 检查参数设置

（1）扫描序列：T1 加权图像、T2 加权图像和脂肪抑制 T2 加权成像（在一些情况下还会使用增强扫描）。

（2）切片厚度：通常采用 3mm 或更小的切片厚度以获取更高分辨率的图像。

（3）扫描平面：通常采用矢状位、冠状位和横断位三个平面同时进行扫描以获得更全面的信息。

（4）基本扫描序列：Sag T1 FSE、Sag T2FS、Cor T2FS、Ax T2FS。

（5）横轴位定位方法：扫描基线垂直股骨与胫骨长轴连线，上缘包括髌骨上缘，下缘包括胫骨平台，左右包括膝关节及周围软组织。矢状位扫描基线向内倾斜 10° ~ 15° 角，包括全部膝关节及病变范围。冠状位前缘包括至少半个髌骨，后缘包括全部膝关节及病变。

第二章　半月板损伤

半月板是位于膝关节内侧和外侧的 C 形软骨结构。半月板由纤维软骨组成，可以分为内侧半月板和外侧半月板。内侧半月板与股骨内髁相连，外侧半月板与股骨外髁相连。半月板的主要功能是增加膝关节稳定性、吸收冲击力、减少摩擦以及帮助润滑运动。

半月板损伤通常是由以下原因引起的：外伤、弯曲或转动膝盖等突然运动，这些动作可能导致半月板撕裂或者移位；长时间过分弯曲或扭转双腿，导致半月板逐渐磨损和损伤。随着年龄增长，半月板会逐渐磨损和变脆，容易发生损伤。某些人出生时就有半月板变异或缺陷，这可能增加半月板损伤的风险。

半月板损伤通常表现为撕裂、移位或者磨损。轻微损伤可能只涉及半月板的一小部分，而严重损伤则可能导致半月板完全撕裂或者移位。

半月板损伤会导致膝关节内侧或外侧出现疼痛，通常随着活动而加重，休息时会有所缓解。由于半月板损伤会使膝关节内液体积聚，导致膝关节肿胀，严重时可能会影响膝关节的运动功能。有时半月板损伤患者会感到膝盖内部有异物感或卡顿感，也可能会出现膝关节不稳定的情况。在行走、上下楼梯等活动时，可能会听到膝关节内发出"咯吱咯吱"声音。半月板损伤会影响膝关节的正常运动，使得一些动作无法完成，例如跑步、跳跃、转身等。半月板损伤包括变性与撕裂。变性通常不累及关节面，半月板形态不发生改变。撕裂按照病因大致分为创伤性撕裂（多有明确外伤史，有关节绞锁）和退行性撕裂（无明确外伤史，隐痛为主要表现）。根据半月板撕裂的形态，常见有水平撕裂、纵行撕裂、桶柄状撕裂（图 6 - 4）以及放射状撕裂。

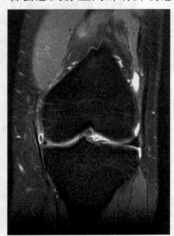

图 6 - 4　膝关节内侧半月板桶柄状撕裂 MR 冠状位图像

X 线检查对半月板损伤的诊断敏感性

较低，主要用于排除骨折或其他骨质病变。MRI 是目前诊断半月板损伤的最佳方法之一，可以提供高分辨率的图像，不仅能够发现半月板的损伤情况，还能够评估关节周围的软组织结构，如韧带、肌腱等的损伤。超声检查可以在实时观察下对半月板损伤进行初步评估，但其敏感性较低，因此常常需要结合其他影像学检查方法进行诊断。总的来说，MRI 是目前诊断半月板损伤最为敏感和准确的检查方法，尤其对于局部软组织损伤的检出更为准确，而 X 线和超声则可以用于辅助诊断。

CT 检查对于半月板损伤有一定的意义，常规 CT 扫描能够显示骨性结构和软组织，包括半月板、肌肉、肌腱等。虽然对于半月板损伤的诊断来说，MRI 是比较常用的检查方法。但是 CT 检查在某些情况下也有其优势。例如，在紧急情况下，若患者无法配合完成 MRI 检查，CT 可以快速地提供详细的图像信息，帮助医生确定损伤程度和治疗方案。此外，对于同时存在骨折和半月板损伤的患者，CT 还可以显示骨折部位和损伤程度，为手术治疗提供重要参考。

第一节 半月板损伤的 X 线表现

1. 半月板损伤的 X 线征象

X 线检查对于半月板损伤的诊断不太敏感，但是可以排除其他骨性问题，如骨折、关节脱位等。如果出现以下特征，要想到半月板损伤的可能，建议进一步检查：由于长期的半月板损伤，局部骨质容易发生改变，形成骨刺和骨赘等增生物；由于半月板的损伤，关节内的软组织塌陷、移位等情况，导致关节间隙变窄（图 6 - 5）；关节滑膜受到刺激后，可能会出现增生和水肿等反应，从而使滑膜变厚，这也是半月板损伤的常见表现之一。总之，在 X 线图像上观察半月板损伤比较困难，最优的临床检查方法是 MRI。

2. 半月板损伤的 X 线报告

（1）报告格式：以医院或诊所抬头为开头，紧接着写上"X 线检查报告"字样。

（2）患者信息：在报告中注明患者的姓名、性别、年龄等基本信息。

（3）照片信息：将该 X 线片的编号和拍摄时间写在报告中。

（4）检查部位：在报告中明确注明检查的部位，如"右膝关节"。

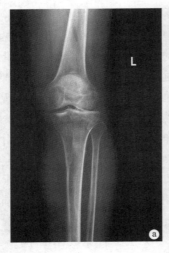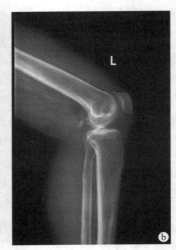

图 6-5　半月板损伤 X 线示关节间隙狭窄

a. 左膝关节 X 线正位；b. 左膝关节 X 线侧位

（5）术语解释：在报告中注明相关的专业术语，并对其进行解释。

（6）结论：在报告的最后一段，详细描述检查结果。

（7）建议：根据检查结果提出建议，如需要进一步检查等。

（8）签字：在报告结尾处签署医生姓名、职称、工号和日期等信息，以保证报告的可信度与权威性。

第二节　半月板损伤的 CT 表现

1. 半月板损伤的 CT 征象

CT 可以显示骨质特征，包括关节表面和附近的骨骺。如果半月板损伤涉及骨质，CT 可以提供更准确的诊断和评估。CT 图像可以清晰地显示半月板的形态和位置。半月板损伤可能会导致半月板变形、移位或撕裂，并在 CT 图像上呈现不同的形态。在半月板受损的区域周围可能会出现液体聚集。这种液体在 CT 图像上呈现为低密度区域，可以帮助医生确定半月板损伤的位置和程度。CT 可以测量关节间隙的大小，以检测是否有关节间隙变窄或其他异常情况（图 6-6）。

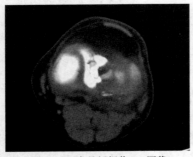

图 6-6　半月板损伤 CT 图像

2. 半月板损伤的 CT 报告

报告的格式应清晰明了，包括患者姓名、性别、年龄、检查日期等基本信息。

描述检查的技术和方法，例如使用的扫描方式（如螺旋 CT）、评估半月板损伤的特殊影像学标准。

详细描述半月板损伤的位置和类型，并注明其大小、形状、边缘清晰程度、涉及周围结构等。

对半月板损伤的严重程度进行评估。可以使用已知系统（例如形态学评分系统或国际软骨修复学会评分系统）进行评分。

在可能的情况下，与之前的检查结果进行比较，以确定半月板损伤的进展情况。

对于其他异常发现（如果有的话），例如骨折或其他软组织损伤，应进行描述。

最后，提供医师建议。

第三节　半月板损伤的磁共振表现

1. 半月板损伤的 MRI 征象

（1）T1 加权成像：正常的半月板呈现为低信号强度，而撕裂或损伤的半月板则呈现为高信号强度。

（2）T2 加权成像：撕裂或损伤的半月板呈现为高信号强度，周围水肿部位也将呈现为高信号强度；正常的半月板则呈现为中等信号强度。

（3）脂肪抑制 PD 序列（FS－PD）：这种序列可用于显示液体内部的脂质沉积物或血肿等。在撕裂的半月板中，由于受到创伤，可能会引起小出血，因此可以看到高信号强度区域。

（4）三维快速梯度回波成像（3D－FGRE）：这种成像方式可以提供更好的空间分辨率和对软组织结构的清晰图像。在损伤的半月板中，可以观察到线性高信号强度结构，与正常的半月板相比，其形态和边缘可能会受到破坏。

（5）关节造影 MRI：在半月板损伤的检查中，注射对比剂可以帮助诊断更细微的病变，例如部分撕裂或表面裂纹等。在受损的半月板区域中，对比剂将呈现出增强效果。

半月板损伤在 MRI 上表现为信号增高区，通常分为Ⅰ、Ⅱ、Ⅲ级。半月板内小圆形高信号灶，未累及关节面，认为是Ⅰ级信号（图6-7）。Ⅱ级信号是半月板内水平走行的线样高信号，未达关节面（图6-8）。Ⅲ级信号是半月板内点线样高信号至少累及一个关节面（图6-9）。通常认为，Ⅰ级和Ⅱ级信号代表半月板变性，Ⅲ级信号代表真正半月板撕裂。

　　总之，MRI检查对半月板损伤具有高度灵敏度和特异性，不仅可以确定半月板是否存在撕裂或损伤，还可以评估其严重程度和影响周围软组织结构的情况，并为医生提供治疗方案建议。

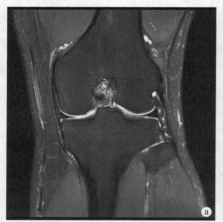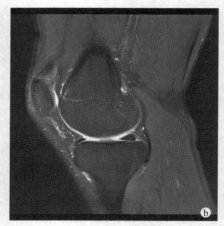

图6-7　MRI膝关节内侧半月板后角损伤（Ⅰ级）

a. 膝关节 MRI T2WI 冠状位；b. 膝关节 MRI T2WI 矢状位

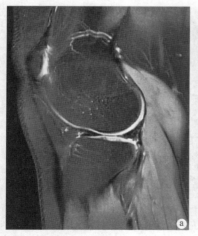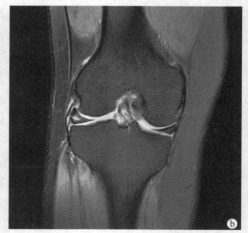

图6-8　半月板损伤 MRI 图像（Ⅱ级）

a. 膝关节 MRI T2WI 矢状位；b. 膝关节 MRI T2WI 冠状位

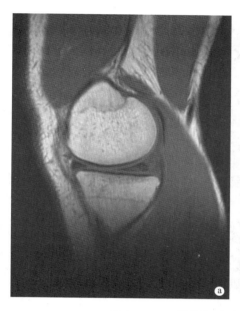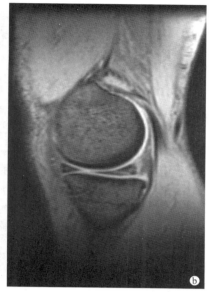

图 6-9　MRI 膝关节内侧半月板后角损伤（Ⅲ级）

a. 膝关节 MRI T1WI 矢状位；b. 膝关节 MRI T2WI 矢状位

2. 半月板损伤的 MRI 报告

（1）报告标题：应包含患者姓名、性别、年龄等基本信息，以及检查日期和部位。

（2）检查方法：应详细描述所采用的磁共振检查方法和设备参数，例如磁场强度、扫描平面、扫描序列等。

（3）检查结果：应准确描述半月板的形态、信号表现和存在的异常，如裂隙、软化、变形等，并分析可能的病因，如外伤、退行性变等。同时需注明半月板损伤的程度和范围，如Ⅰ级、Ⅱ级、Ⅲ级等，以及是否伴有其他结构的损伤，如骨折、滑膜增厚等。

（4）诊断意见：应在检查结果的基础上，给出具体的诊断意见，如半月板损伤、半月板撕裂、半月板软化等，并提供相应的建议。

（5）附带说明：如有需要，可在报告中加入补充说明，如检查技术限制、其他可能的诊断等。

（6）报告医生信息：应注明报告的医生姓名和职称，以及签字和时间。

第三章　前交叉韧带损伤

前交叉韧带（ACL）是膝关节内的重要韧带之一，位于膝关节内部，连接股骨和胫骨。它的起始点在股骨内外髁附近，止点在胫骨前面的区域。前交叉韧带呈三角形，主要由股骨上的两个束组成，其中外侧束较短而粗，内侧束则相对细长。前交叉韧带主要起到限制胫骨向前移动的作用，在膝关节屈曲时保持股骨与胫骨的正常关系。同时，它还能稳定膝盖骨，避免过度旋转或外展。前交叉韧带容易受到外力冲击而发生损伤，尤其是在运动员、足球等高强度体育活动中更为常见。损伤程度从轻微拉伤到完全断裂不等，严重损伤可能需要外科手术治疗。

很多 ACL 损伤都是在运动中发生的，如足球、篮球、滑雪等运动。这些运动可能会导致 ACL 扭伤、撕裂或拉伤。非运动相关损伤也可能引起 ACL 损伤，如车祸、工作意外事故等。重复执行错误的运动技巧，如剪刀步、跳跃着陆不当等，也可能导致 ACL 损伤。如果膝关节周围的肌肉没有得到充分锻炼和加强，它们就无法提供足够的支撑，从而增加了 ACL 受伤的风险。女性在生理上比男性更容易受到 ACL 损伤，其中一个原因与女性的激素水平有关，特别是在月经期间和怀孕期间女性激素水平的变化可能会影响 ACL 的稳定性。

ACL 损伤后会出现剧烈的疼痛，特别是在运动后或活动时会更明显。损伤后几小时内就会出现肿胀。随着时间的推移，肿胀可能会变得更加明显，并影响到正常的日常活动。ACL 损伤可能会导致膝关节稳定性下降，感觉膝盖向外扭曲，甚至可能导致膝关节突然没有支撑而倒向一侧。这些情况都会导致运动功能障碍。有些人在 ACL 损伤时会听到一声"嘣"的声音。这通常发生在损伤之时，伴随着剧烈的疼痛。ACL损伤会限制膝关节的运动能力，特别是在跑步、踢球、滑雪等需要大量膝关节运动的活动中。

对于前交叉韧带损伤，放射学检查方法包括 X 线、CT 和 MRI。它们各自有不同的优势。X 线是最常用的影像学检查方法之一，在膝关节损伤中起到了重要作用。虽然 X 线不能显示软组织结构如 ACL 或半月板等，但可以显示骨折、关节间隙和骨性关节炎等，并且可以排除其他骨肌肉疾病的可能性。因此 X 线是一个简单、快速、经济并且非侵入性的检查手段。CT 技术可以产生比 X 线更为详细的图像，能够准确地显示骨折部位及其范围。在 ACL 损伤或关节软骨破坏时，CT 可以提供更详细的信息。但是，CT 对软组织的分辨率较低，因此不能正确识别 ACL 断裂等软组织损伤。MRI 是一种无辐射的高分辨率成像技术，可清晰显示人体内的软组织结构，如 ACL、半月板、肌腱和韧带等。MRI 还可检测关节积液、腱鞘炎等其他与 ACL 损伤相关的并发症。MRI 可以帮助医生做出更准确的诊断，制定更好的治疗方案；但是 MRI 成本较高，需要更长的时间才能完成检查。

第一节　前交叉韧带损伤 X 线表现

1. 前交叉韧带损伤的 X 线征象

前交叉韧带损伤 X 线检查通常无法直接显示出前交叉韧带的断裂或退化，因为 X 线无法穿透软组织。但是，一些间接性的征象可以提示出可能存在前交叉韧带损伤。

（1）骨折：尤其是股骨髁突骨折，可能与前交叉韧带损伤相关联。

（2）关节不稳定：当前交叉韧带受损时，膝关节可能会失去其稳定性，导致关节位移或侧向移动。这种不稳定性可以在 X 线上显示出来，例如显示胫骨位置偏移或侧向偏移等。

（3）肿胀和积液：前交叉韧带损伤后，膝部周围可能会出现肿胀和积液。虽然 X 线不能直接观察到韧带损伤，但肿胀和积液可能会在 X 线上显示出来（图 6 – 10）。

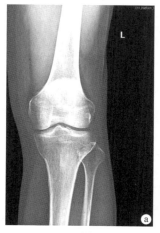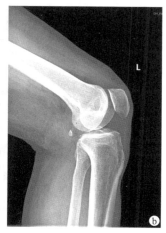

图 6 – 10　前交叉韧带损伤 X 线图像

a. 左膝 X 线正位；b. 左膝 X 线侧位

如果怀疑存在前交叉韧带损伤，则需要进行更高级别的成像技术，例如磁共振成像（MRI），以清楚地查看软组织结构。

2. 前交叉韧带损伤的 X 线报告

（1）检查部位和方法：应明确描述检查的部位为膝关节，并说明采用的检查方法为 X 线检查。

（2）诊断结论：可以根据前交叉韧带损伤的间接征象——软组织肿胀及关节积液、胫骨前移等，建议行 MRI 检查明确诊断前交叉韧带。

（3）其他发现：如果在检查过程中发现其他异常情况，如骨折、软组织肿胀等，也应在报告中进行记录。

（4）医生签名和日期：最后，在报告的末尾应当注明医生的签名和报告日期，以保证报告的真实性和有效性。

第二节　前交叉韧带损伤的 CT 表现

1. 前交叉韧带损伤的 CT 征象

（1）前交叉韧带断裂：在 CT 图像上，前交叉韧带完全或部分断裂可表现为膝关节内部异常增厚区域，并伴有软组织肿胀。在 3D 重建图像中明显（图 6 - 11）。

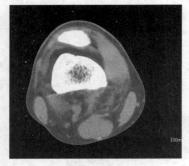

（2）损伤位置：前交叉韧带断裂通常位于韧带的中央或中央 - 外侧交界处。通过 CT 图像可以准确确定断裂的位置和范围。

（3）骨性损伤：与前交叉韧带损伤相关的骨性损伤包括股骨上关节面的骨挫伤、髌骨骨折等。这些损伤也可以通过 CT 图像来观察和诊断。

图 6 - 11　前交叉韧带损伤 CT 图像

（4）半月板损伤：由于前交叉韧带损伤常常会伴随着半月板的损伤，因此 CT 图像还可以用于观察和诊断半月板的损伤和破裂。

综上所述，CT 图像对于前交叉韧带损伤的诊断和评估有一定帮助，可以准确显示损伤的位置、程度以及骨性损伤等信息。

读片注意事项：找到膝盖正中间的切面。这个切面通常是横向的，也就是与地面平行的方向。在这个切面上，我们可以看到由股骨上凸起的关节面和胫骨下面的平台组成的关节空间。在这个关节空间中，我们可以看到一条弧形的、密实的结构，这就是 ACL。

为了更好地确认 ACL 的位置和状态，我们可以通过变换角度，找到能够呈现 ACL 纵向分布的切面。在这个切面上，我们可以看到 ACL 从股骨上部斜向下穿过关节空间，最后固定在胫骨的前部。

2. 前交叉韧带损伤的 CT 报告

（1）报告标题：应当明确写出"膝关节 CT 检查报告"等相关信息。

（2）检查部位：应当明确写出所检查的具体部位为膝关节，并标注是左膝或右膝。

（3）检查目的：应当写明此次检查的目的，由临床医师提供，即评估前交叉韧带是否受损。

（4）检查方法：应当简要介绍 CT 检查的方法和仪器类型。

（5）检查结果：应当详细描述前交叉韧带组成骨及软组织情况，并指出是否存在异常密度等损伤表现。

（6）诊断意见：应当根据检查结果结合临床症状给出相应的诊断意见，前交叉韧带怀疑伴有软组织损伤时，可建议进一步行 MRI 检查。

（7）注意事项：应当提醒医生注意其他相关结构的异常情况，如半月板损伤、髌骨骨折等，并给出相应建议。

第三节　前交叉韧带损伤的磁共振表现

1. 前交叉韧带损伤的 MRI 征象

在正常情况下，ACL 应该呈现出连续、完整的形态。如果存在 ACL 撕裂，则 MRI 图像中可以看到 ACL 出现不连续、不同程度撕裂的情况。由于 ACL 的撕裂常伴随有出血和水肿，因此 MRI 图像中还可能出现周围软组织的水肿及局部信号变化。ACL 损伤分三级：Ⅰ级损伤表现为韧带内损伤而无韧带长度的改变；Ⅱ级损伤表现为韧带内损伤及韧带增长；Ⅲ级损伤表现为韧带完全断裂。股骨与胫骨端面的相对位置：ACL 是连接股骨和胫骨的重要韧带，其损伤会导致股骨和胫骨之间的相对位置发生改变。因此，在 MRI 图像中可以通过比较股骨和胫骨之间的距离来评估 ACL 损伤情况，通常 ACL 损伤后胫骨向前移动较多。

在股骨和胫骨之间，ACL 是连接副韧带和内侧副韧带的交汇点，因此 ACL 损伤也容易伴随其他韧带和软骨的结构性损伤。在 MRI 图像中可以通过观察其他韧带和软骨是否存在撕裂、脱落、水肿等来评估 ACL 损伤情况。

　　ACL 损伤的 MRI 检查影像特征主要表现为 ACL 撕裂程度、股骨与胫骨端面的相对位置改变以及伴随的其他结构性损伤。MRI 检查能够提供详细的解剖结构信息，对于评估 ACL 损伤程度和制定治疗方案有很大的帮助。

　　（1）T1WI 序列：在 T1 加权影像中，正常的前交叉韧带呈现出低信号，因为它主要由纤维组织组成。如果存在撕裂或部分断裂，则可能会呈现为韧带的连续性丧失。

　　（2）T2WI 序列：在 T2 加权影像中，正常的前交叉韧带呈现出高信号，因为它含有丰富的水分和软组织。如果存在撕裂或部分断裂，则可能会呈现为连续性丧失或高信号区域。同时，若韧带周围有水肿等病变，则可发现弥漫性信号增强；同时也会出现形态异常，矢状位上可见 ACL 纤维束不规则、波浪状外形或失去与髁间线平行的关系——撕裂的韧带纤维通常平行于胫骨平台。

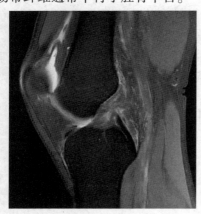

　　（3）STIR 序列：STIR 序列是一种脂肪抑制技术，可以减少脂肪对图像的干扰。在 STIR 序列中，正常的前交叉韧带呈现为低信号，类似于 T1WI 序列。如果存在撕裂或部分断裂，则可能会呈现为高信号区域（图 6 - 12）。

2. 前交叉韧带损伤的 MRI 报告

　　报告应包含患者的详细信息，包括姓名、性别、年龄和检查日期。

图 6 - 12　前交叉韧带损伤 MR 矢状位图像

　　报告应描述 MRI 图像的情况，包括使用的序列类型、切片厚度和间隔以及磁场强度等参数。

　　对影像进行一般性描述，如有无异常信号，信号变化区域是否展现出明显的轮廓等。

　　描述发现的任何异常结果，如前交叉韧带大小和位置、结构完整性、撕裂程度，以及任何关联的软组织损伤等。

　　根据 MRI 检查结果，建议医生进一步诊断和治疗，并提供必要的医学建议。

　　报告应该准确简洁、易于理解，并使用专业的医学术语。

　　如果需要，报告可以附加其他 MRI 图像或其他检查结果的比较分析。

第四章　后交叉韧带损伤

后交叉韧带（PCL）是连接股骨和胫骨的重要韧带之一，是维持膝关节稳定性的重要组成部分。其位置位于膝关节内部，与前交叉韧带相对。

正常情况下，后交叉韧带起源于胫骨的后面，向上斜向内侧插入在股骨的髁突上部，与前交叉韧带呈"X"形交叉状，从而赋予了它良好的抗伸展力、抗内旋力和抗后移力等属性。因此，后交叉韧带损伤会导致膝关节不稳定，并可能引起其他膝关节结构的进一步损伤。

后交叉韧带损伤的病因有以下几种：①运动损伤：剧烈的运动如滑雪、足球、篮球等可能导致后交叉韧带损伤。②意外撞击：例如车祸或其他意外事件可能导致后交叉韧带损伤。③膝关节过度伸展：当膝关节过度伸展时，会对后交叉韧带造成压力和拉伸，从而导致损伤。④腿部肌肉失衡：如果大腿前侧的肌肉比后侧的肌肉更强大，就会导致后交叉韧带的不平衡受力，容易受损。⑤遗传因素：有些人天生的膝关节结构本身就容易受到伤害，这也可能导致后交叉韧带损伤。

后交叉韧带受到损伤，可能会导致膝关节不稳定，影响行走和活动，严重时需要手术治疗。PCL 是控制膝关节前后滑动的关键韧带之一。当 PCL 损伤后，膝关节会向后移动，形成"后移现象"。PCL 损伤后，膝关节容易发生不稳定现象，包括在行走或运动时感觉膝关节松动、摇晃或"溜脱"等。PCL 损伤后，患者可能会出现膝关节疼痛、肿胀和僵硬感。

在 PCL 损伤的早期，患者可能会发现自己无法屈膝或伸直膝关节。由于后交叉韧带较为深层，因此 PCL 损伤的疼痛较前交叉韧带损伤轻，诊断比较困难，需要通过 MRI 等影像学检查来确认。

后交叉韧带损伤的 X 线检查通常不是最有价值的诊断工具。这是因为 X 线无法显示软组织结构，例如肌腱、韧带和软骨等。能够用 X 线检查显示的主要是骨骼结构，如髌骨、股骨和胫骨。

然而，如果存在其他可能的骨骼损伤（例如骨折），则 X 线检查仍然可能是有价值的。在这种情况下，医生也可以通过 X 线来确定是否需要采取进一步的影像学检查或治疗方案。

CT 扫描可以提供比 X 线更详细的骨骼结构图像，并且适用于评估骨折或其他骨骼损伤的情况。然而，与 X 线相同，CT 扫描无法显示软组织结构，如肌腱、韧带和软骨等。因此，在诊断和评估后交叉韧带损伤方面，MRI 通常是更好的选择。MRI 可以提供更准确的软组织图像，使医生能够更好地了解损伤的程度和类型，以便制定更精确的治疗计划。

第一节　后交叉韧带损伤的 X 线表现

1. 后交叉韧带损伤的 X 线征象

后交叉韧带位于膝关节的后方，如果损伤会导致后膝关节间隙变窄。长期后交叉韧带损伤或未治疗的损伤可能会导致骨质增生。严重的后交叉韧带损伤也可能与联合韧带一起导致骨折。但需要注意的是，X线检查通常无法直接显示软组织损伤。

2. 后交叉韧带损伤的 X 线报告

报告应该包含患者的个人信息，例如姓名、性别、年龄和检查日期。

描述使用的影像技术，例如 X 射线、CT 或 MRI。

描述 X 射线结果，包括任何异常发现，例如骨折或软组织受损。

确认是否存在后交叉韧带损伤并对其进行描述。可以使用专业术语来描述，但也应简洁明了地表达，以便患者和其他医务人员能够理解。

在结论部分总结报告中的所有发现，并提出进一步建议，例如是否需要进行其他测试或接受治疗。

最后，签字确认报告的作者是谁，以及所在的医疗机构名称和地址等信息。

第二节　后交叉韧带损伤的 CT 表现

1. 后交叉韧带损伤的 CT 征象

（1）PCL 断裂：在 CT 图像上，PCL 呈现为不连续，并有明显的间隙，显示为两端之间的空隙。

（2）PCL 拉伤：拉伤通常比完全断裂更难以诊断。通过 CT 图像，可以看到 PCL 松弛但没有完全分离。医生可以评估 PCL 相对于正常状态的位置，以确定是否存在拉伤。

（3）骨折：PCL 损伤可能与骨折相关。在 CT 图像上，骨折线和骨片位于 PCL 周围区域，提示 PCL 损伤的存在。由于撕裂或拉伤造成的出血和炎症反应，损伤部位可能会出现密度增高的表现。这种密度改变有时也可以被称为软组织肿胀（图 6 - 13）。

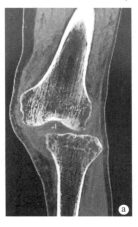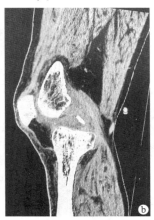

图 6 - 13　膝关节半脱位后交叉韧带撕裂 CT 重建图像

a. 冠状位；b. 矢状位

2. 后交叉韧带损伤的 CT 报告

报告的格式应该清晰、规范，包括检查日期及患者姓名、性别、年龄等基本信息。

描述 CT 检查所用仪器型号和扫描参数，并说明检查部位为膝关节。

对于正常结构或异常结构进行描述，包括膝关节骨骼、软组织、肌肉和韧带，重点观察后交叉韧带是否有明显的损伤。

如果发现异常结构，要详细描述其形态、大小、位置、数量、密度等特征，并给出可能的诊断。

最后，应在报告中提供对患者影响的评估和建议，以及进一步治疗的参考意见。

在文末，需要署名并注明报告撰写人员的职称和工作单位。

第三节　后交叉韧带损伤的磁共振表现

1. 后交叉韧带损伤的 MR 征象

（1）T1 加权图像（T1WI）：在 T1WI 扫描中，正常的 PCL 应呈现为低信号强度结构。如果 PCL 损伤，则可以看到一些信号改变，如增强信号，韧带断裂或缺失。

（2）T2 加权图像（T2WI）：在 T2WI 扫描中，正常的 PCL 应呈现为低信号强度结构。当 PCL 损伤时，可以观察到一些异常信号，如高信号、部分撕裂或完全撕裂。

（3）脂肪抑制 T2 加权图像（FS – T2WI）：在 FS – T2WI 扫描中，正常的 PCL 应呈现为低信号强度结构。如果 PCL 损伤，则可观察到高信号区域，可能表示撕裂或局部断裂。

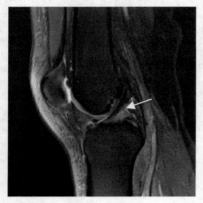

图 6 – 14　后交叉韧带损伤 MR 矢状位影像

（4）矢状位图像：在矢状位图像扫描中，可以清楚地显示 PCL 的前后位置。正常的 PCL 呈弓形外观，而损伤后的 PCL 可能会显示出分离或部分撕裂（图 6 – 14）。

（5）冠状位图像：在冠状位图像扫描中，可以清楚地观察到 PCL 与股骨和胫骨的关系。正常的 PCL 应该紧密贴合骨骼表面，而损伤后的 PCL 可能会显示明显的撕裂或断裂。

2. 后交叉韧带损伤的 MRI 报告

（1）检查目的：明确检查的目的，例如"评估膝关节损伤程度"。

（2）检查方法：描述采用的 MRI 技术和参数，如磁场强度、扫描方式、层数等。

（3）检查发现：后交叉韧带（PCL）的形态、信号和张力状态；韧带周围软组织（如肌肉、肌腱、滑膜等）是否有异常信号或水肿；是否存在其他相关病变（如半月板损伤、关节腔积液等）。

（4）检查结论：评估 PCL 的损伤程度；总结其他相关病变；对所见异常进行诊断，给出处理意见。

第五章　膝关节内侧副韧带损伤

膝关节内侧副韧带（MCL）是连接股骨下端内髁和胫骨上端内侧髁的一条重要的弹性韧带，膝关节内侧副韧带位于膝关节内侧，由股骨内髁向下、向内延伸至胫骨内髁。内侧副韧带分为深、浅两层，主要负责维持膝关节内侧的稳定性、防止过度外翻运动，并在外力作用下保护关节。

MCL损伤常见于膝关节外力作用下的过度外翻运动，如足部扭伤、踩空或跌倒等。损伤程度可分为轻微拉伤、部分撕裂和完全撕裂。总之，了解膝关节内侧副韧带的解剖特点对于预防和治疗与其相关的损伤非常重要。例如强力扭转、跳跃着陆时膝盖突然向内移动等情况都可能引起副韧带受损。长时间走路或跑步、站立不动等活动也会增加内侧副韧带受损的风险。如果曾经遭受过膝盖损伤或手术，导致膝关节不稳定，这时就容易发生内侧副韧带损伤。随着年龄的增长，膝关节和周围结构的组织变得越来越脆弱，容易受到损伤。

损伤后临床表现：膝关节内侧痛，尤其在行走或蹲下时更为明显。膝关节周围会有不同程度的肿胀和水肿，视受伤程度而定。膝关节内侧副韧带是保持膝关节稳定的重要结构之一，如果受到损伤，膝关节就很容易出现不稳定感，严重时可能伴有膝关节脱臼。有些患者在受伤后可能会感觉到膝关节内侧有刺痛、电击等异常感觉。由于膝关节内侧副韧带的损伤导致膝关节的稳定性下降，因此活动范围受到限制，无法进行正常的运动。MCL损伤分为3级：1级损伤为轻度撕裂，无不稳；2级损伤为部分撕裂，不稳增加；3级损伤为完全断裂，明显不稳。

通过X线可以检查膝关节的骨骼结构，如是否有骨折、骨质疏松等情况。但是，X线不能直接观察软组织如韧带和肌肉的损伤情况。MRI能够非常精确地显示软组织如韧带、肌腱、软骨和关节囊等的损伤情况，对于膝关节内侧副韧带损伤的检查非常敏感。但是，MRI检查费用较高，而且需要长时间的扫描过程。

第一节　膝关节内侧副韧带损伤的 X 线表现

1. 膝关节内侧副韧带损伤的 X 线征象

膝关节内侧副韧带损伤的 X 线检查通常不会显示出直接的图像特征。因为副韧带是软组织结构，而 X 线只能显示出硬组织如骨头和关节空隙。然而，X 线检查可以排除其他病理情况的可能性，例如骨折或者关节脱位等。如果怀疑肌肉或韧带损伤，则进行 MRI 或 CT 扫描，以便更好地观察软组织结构并确定是否存在损伤（图 6 – 15）。

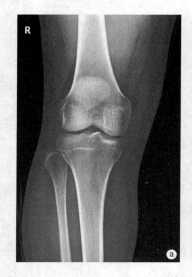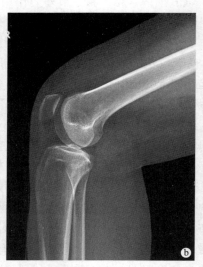

图 6 – 15 内侧副韧带损伤 X 线图像

a. 右膝 X 线正位；b. 右膝 X 线侧位

2. 膝关节内侧副韧带损伤的 X 线报告

报告应包括患者基本信息，包括姓名、性别、年龄等。

描述影像所示的正常和异常结构，特别是与内侧副韧带相关的结构，如股骨髁、胫骨平台、髌骨等。

若有其他结构的异常表现，如骨折、软组织肿胀等，也应在报告中进行描述。

报告结论应简明扼要地反映检查结果，并建议可能需要进行进一步检查或治疗。

在报告中应注明医生姓名、职称、签名和报告日期等必要信息。

第二节　膝关节内侧副韧带损伤的 CT 表现

1. 膝关节内侧副韧带损伤的 CT 征象

（1）韧带断裂：在 CT 图像中，可见内侧副韧带断裂，并且存在一定程度的韧带撕裂或拉伸。这种情况通常由于膝关节受到外力冲击导致。

（2）韧带增粗：在 CT 图像中，可以看到内侧副韧带有一定程度的增粗，这种情况通常是由于反复扭转或者过度用力引起（图 6 – 16）。

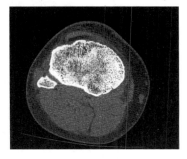

图 6 – 16　内侧副韧带损伤 CT 图像

（3）骨性改变：在 CT 图像中，除了韧带损伤之外，还可能出现与内侧副韧带相关的骨性改变，如髌骨下缘软骨损伤、股骨髁间隙明显变窄等。

2. 膝关节内侧副韧带损伤的 CT 报告

（1）检查患者信息：在报告的开头应该首先写明患者的姓名、性别、年龄和检查日期等基本信息。

（2）检查方法：应该描述 CT 检查的具体方法，包括扫描部位、扫描层数、扫描方式（平扫或增强扫描）、使用的对比剂以及图像获取参数等。

（3）检查结果：应列出 CT 图像所显示的膝关节内侧副韧带损伤的具体情况，包括：副韧带的断裂程度和范围；是否有关节积液表现；是否有其他软组织结构受到影响；是否存在骨折、撕脱骨小梁等并发症等。

（4）结论：应明确表述 CT 检查的结果，并作出相应的结论，如：膝关节内侧副韧带完全断裂/部分断裂；存在关节积液；无其他明显异常等。

（5）建议：根据检查结果，可以提供一些指导性建议，如需要进一步检查或治疗。

第三节　膝关节内侧副韧带损伤的磁共振表现

1. 膝关节内侧副韧带损伤的 MRI 征象

T2WI 上显示内侧副韧带高信号改变。

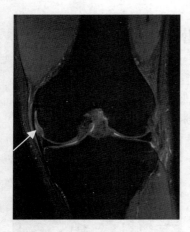

图 6 – 17 内侧副韧带损伤 MR
冠状位图像

STIR 序列上显示内侧副韧带高信号改变。

PDWI 序列上显示内侧副韧带高信号改变。

在矢状位（SAG）和冠状位（COR）上观察到内侧副韧带结构消失或呈现不规则形态（图 6 – 17）。

在斜冠状位上观察到内侧副韧带受损并且出现间隙或断裂。

膝关节内侧骨髁的水平切面图像上观察到内侧副韧带脱落或部分脱落，同时还可能出现周围软组织肿胀。

这些 MRI 检查图像特征对于诊断和评估膝关节内侧副韧带损伤非常有价值。

2. 膝关节内侧副韧带损伤的 MRI 报告

报告开头应包括患者的姓名、性别、年龄和检查日期等基本身份信息。

在报告中明确说明受损部位，确认是否是膝关节内侧副韧带损伤。

对于 MRI 扫描所得到的图像，应该进行详细的解读和描述，包括使用的序列类型、成像质量等。同时也需要注明是否有明显的伪影或运动模糊等影响诊断的因素。

在描述损伤程度时，可以使用分级系统如国际膝关节学会（IKDC）的分级标准。对于轻微损伤，可以选择使用一些定性描述词汇，例如"轻度""中度"或"重度"。

在报告中还应该注明可能的临床意义和建议。

最后，在报告结尾处，应该进行总结，简要陈述重点，并提供任何其他值得注意的结果。

第六章　膝关节外侧副韧带损伤

膝关节外侧副韧带（LCL）是连接大腿骨和小腿骨的一条重要结构。它位于膝关节外侧，从股骨外髁向下斜行插入腓骨头前缘，是膝关节外侧支撑结构的第二层。在解剖位置上，膝关节外侧副韧带略向后倾斜，并与其他韧带、滑膜等组织形成复杂的膝关节结构。

过度延伸、扭曲或直接撞击膝盖可能导致副韧带撕裂或拉伤。反复地进行类似跑步和跳跃这样的高冲击运动，可能会导致副韧带磨损和受损。一些人出生时就存在膝盖问题，如易于脱臼或终生存在副韧带松弛。

外侧副韧带和内侧副韧带在膝盖周围起着相似但略有不同的作用。外侧副韧带连接股骨和腓骨，防止膝盖朝内移动；内侧副韧带连接股骨和胫骨，防止膝盖朝外移动。如果外侧副韧带受损，那么膝盖的稳定性会受到影响，并可能导致膝盖朝内向上提。与之相比，内侧副韧带损伤通常会更严重，并可能导致膝盖朝外向上提，这种情况通常需要更长时间的康复。

膝关节外侧副韧带损伤的诊断依靠临床特征结合影像学检查，虽然X线检查不能清晰显示软组织损伤，但是，由于损伤往往不是独立存在的，X线仍然是最基础的检查方式。CT能更加清晰地显示骨质结构，并且可发现软组织损伤。MRI对软组织损伤的分辨率最高，是膝关节外侧副韧带损伤的最优检查方式。

第一节　膝关节外侧副韧带损伤的 X 线表现

1. 膝关节外侧副韧带损伤的 X 线征象

（1）关节间隙变窄：膝关节外侧副韧带损伤后，可能会导致膝关节间隙增宽，这是因为损伤后的软组织肿胀或腱鞘积液所致（图6-18）。

（2）骨骼移位：如果膝关节外侧副韧带完全断裂，可能会导致髌骨和胫骨之间的距离增大。这种情况下，X线图像上可以看到髌骨位置发生变化。

（3）骨折：在膝关节外侧副韧带损伤的情况下，股骨或腓骨可能会发生骨折。这种情况下，X线图像上可以看到骨折的影像。

（4）软组织异常影像：如果膝关节外侧副韧带受损，X 线图像上可能会显示软组织异常影像，如模糊的软组织阴影、积液等。

需要指出的是，X 线检查可能并不能完全确定副韧带的损伤情况。在一些情况下，需要进行 MRI 进一步明确诊断。

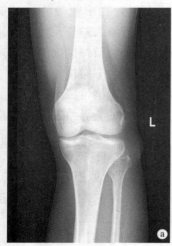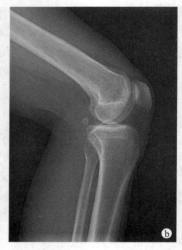

图 6 – 18　外侧副韧带损伤 X 线图像

a. 左膝关节 X 线正位；b. 左膝关节 X 线侧位

2. 膝关节外侧副韧带损伤的 X 线报告

（1）检查日期：报告书顶部应注明检查日期。

（2）患者信息：包括患者姓名、性别、年龄等基本信息。

（3）检查部位：应明确写出检查部位为"膝关节"。

（4）检查方式：应明确写出检查方式为"X 线检查"。

（5）检查结果：应写出具体的检查结果，膝关节组成骨是否有骨折及周围软组织是否肿胀。结论：根据检查结果进行结论性陈述，必要时建议 MRI 检查"。

（6）医生签名：最后应由医生签名并注明日期。

第二节　膝关节外侧副韧带损伤的 CT 表现

1. 膝关节外侧副韧带损伤的 CT 征象

（1）骨折或骨裂：在外侧副韧带附着的股骨外髁上可能会出现骨折或骨裂，这种情况下 CT 图像上会有明显的骨性异常。

（2）韧带断裂：外侧副韧带完全或部分断裂时，CT 图像上可见韧带两端的分离和间隙扩大。

（3）韧带撕裂：当外侧副韧带未完全断裂时，可以出现韧带纤维的撕裂现象。此时，在 CT 图像上可能会看到韧带周围组织水肿或出血。

（4）软组织损伤：除了外侧副韧带的损伤以外，还可能有其他软组织的损伤，如半月板、肌肉等。这些软组织损伤在 CT 图像上可能呈现为局部组织肿胀或密度异常增高（图 6 - 19）。

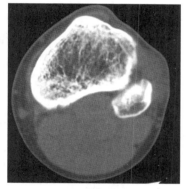

图 6 - 19 外侧副韧带损伤 CT 图像
膝外侧软组织肿胀

2. 膝关节外侧副韧带损伤的 CT 报告

（1）标题：膝关节 CT 检查报告。

（2）引言：介绍患者姓名、性别、年龄、检查日期、检查目的和方式。例如："患者×××，女/男，××岁，于××××年××月××日因膝关节外侧副韧带损伤到我院进行 CT 检查，旨在明确损伤情况。"

（3）方法：描述检查使用的设备和技术，并说明成像部位、扫描层数、层厚和间隔等具体参数。例如："采用××型 CT 机进行扫描，成像部位为膝关节，扫描层数为××层，层厚为××毫米，间隔为××毫米。"

（4）结果：描述所观察到的 CT 影像学表现，包括损伤程度、部位、形态、大小、数量等。

（5）结论：根据所观察到的影像学表现，给出诊断结论和建议治疗方案。

（6）签名：撰写人员应在报告结尾处署上自己的名字、职称及审核人签字盖章。例如："撰写人：×××，职称：××；审核人：×××，职称：××。"

第三节 膝关节外侧副韧带损伤的磁共振表现

1. 膝关节外侧副韧带损伤的 MRI 征象

（1）LCL 变形：在正常情况下，LCL 应该呈直线形状，在损伤的情况下，它可能出现拉伸、扭曲或腰部变细的情况。

（2）液体聚集：当 LCL 受到损伤时，周围的组织可能会产生液体聚集，形成水肿区域。在 MRI 图像中，这些区域通常呈现高信号强度。

（3）韧带撕裂：如果 LCL 被完全撕裂，MRI 图像将显示断裂处，可能还伴有出血或肿胀。

（4）T1WI 序列：T1WI 是结构性成像序列，可以显示组织的区别，在 MRI 检查中常用。在 T1WI 序列中，膝关节外侧副韧带损伤通常呈现低信号强度，因为它的纤维排列方式使其与周围韧带和软组织有所不同。

（5）T2WI 序列：T2WI 是 MRI 的功能性成像序列，可显示组织水分含量和代谢状态等信息。在 T2WI 序列中，膝关节外侧副韧带损伤通常呈现高信号强度，因为损伤后韧带内的液体含量增加。

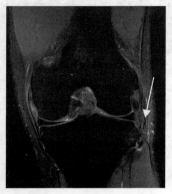

图 6 – 20　外侧副韧带损伤 MR
　　　　冠状位图像

（6）STIR 序列：STIR 序列也是 MRI 的功能性成像序列，可以消除影响水信号的脂肪信号，增强某些类型的组织对比度。在 STIR 序列中，膝关节外侧副韧带损伤通常呈现高信号强度，因为液体信号被保留下来（图 6 – 20）。

2. 膝关节外侧副韧带损伤的 MRI 报告

（1）报告标题：应明确说明患者的姓名、性别、年龄、检查部位和日期等基本信息。

（2）检查方法：应详细描述所用的设备、参数和检查方法。

（3）检查部位：应标明检查部位（如右膝、左膝），并注明检查方向。

（4）检查结果：应描述所见到的图像特点，包括信号强度、形态、大小、位置等，并根据影像学表现进行诊断。

（5）结论：应对所见到的影像学表现进行结论性陈述，给出病灶的定位、范围及病程分析等内容。

（6）建议：应根据检查结果提出相应的治疗建议或需要进一步检查的提示。

（7）审核医师签名：报告最后应由审核医师签字并注明审核日期。

第七章　髌股关节不稳

髌股关节是人体大腿和膝盖骨的连接点，由股骨的股骨髁和髌骨组成。髌骨是三角形的平坦骨头，位于大腿股骨前面。它的上缘被称为基底，下缘被称为尖端。髌骨有一个中央的凹陷，称为髌骨半月板，用于连接股骨的两个髁。股骨是人体最长、最强壮的骨头之一，位于大腿部。股骨上有两个突出部分，称为股骨髁，通过它们与髌骨相连。髌股关节周围有一个弹性结构，称为关节囊。关节囊由纤维组织和软骨组成，将股骨髁、胫骨平台和髌骨包裹在内。髌股关节内有四个重要的韧带，分别是内侧韧带、外侧韧带、髋支持带和髌韧带，它们帮助保持关节的稳定性。

髌股关节不稳是指髌骨与股骨结合的关节在运动时出现异常移位或不稳定的情况。这种疾病通常会导致疼痛、肿胀以及走路时的不适感。年轻女性发病率较高。据统计，大约有15%的女性和8%的男性可能受到髌股关节不稳的影响。此外，进行某些特定活动（如跑步、蹦床等）的人更容易患上此类疾病。某些运动可以增加髌股关节的压力，如篮球、足球、网球、排球等；由于髋骨与膝盖之间的角度较大，女性更容易患上这种疾病；髌股关节不稳可能是由于骨骼结构、肌肉等遗传因素造成的；曾经受到过膝盖损伤的人更容易出现髌股关节不稳的问题。

髌股关节不稳的病理特点：半月板位于股骨和胫骨之间，可以作为减震器增加关节表面的稳定性。如果半月板受到损伤或撕裂，会导致关节表面不平整和勾边现象。膝盖周围有四条重要韧带，它们起着保持膝盖稳定的作用。如果韧带受损或断裂，会导致膝盖的稳定性下降。膝关节的上表面由股骨髁、半月板和髌骨组成，下表面由胫骨平台组成，这些部位都覆盖着软骨。如果软骨磨损或受损，会导致关节间摩擦增加，影响正常的运动和稳定性。

髌股关节不稳主要表现为膝盖或大腿向内或向外翻转，导致步态异常。在行走、跑步、上楼下楼等活动中，会感到膝盖不够稳定，容易扭伤或摔倒。膝关节周围会出现疼痛和不适感，尤其是在进行高强度运动或长时间站立后会更加明显。当膝关节处于不稳定状态时，有些患者可能会感到膝关节"卡住"或"脱位"，需要用手把膝关节扳回来。由于膝关节周围受到过多的应力或挤压，可能会引起局部肿胀和红斑。如果长期不治疗，膝关节不稳定的情况会导致关节变形和肌肉萎缩，进而出现强直和僵硬的情况。

髌股关节不稳的诊断除了临床特征，还要依据影像学表现。X线片提供了一种照射穿过人体组织的简单方法，使医生能够看到骨头是否有损伤或畸形，但是 X 线片不能显示软组织如肌肉、韧带或半月板的情况。MRI 能够提供更详细、更全面的图像，包括骨骼、软组织等结构，因此它常常被用于检测韧带、半月板和其他与膝关节相关的软组织损伤。膝关节镜检查可直接观察到软组织和骨头结构，包括韧带、半月板等，从而帮助医生确定是否存在问题，并作出治疗方案。膝关节镜检查是一种手术性质的诊断方法，可能涉及风险和恢复时间。本书为放射诊断专业书籍，在这里不讨论关节镜检查。

第一节　髌股关节不稳的 X 线表现

1. 髌股关节不稳的 X 线征象

当髌股关节不稳定时，关节间隙可能会变窄或不规则。这是因为髌骨在关节内移动，使得整个膝盖不再处于正常的位置。髌股关节不稳定常常伴随着软组织损伤，如半月板撕裂、韧带松弛等。在 X 线检查中，这些软组织损伤可能表现为增厚或改变形态的韧带和半月板。髌股关节不稳定也可能导致髌骨错位，即髌骨不再位于正常的位置上。在 X 线检查中，可以看到髌骨位置偏移或旋转。有些髌股关节不稳定患者可能会出现腿骨畸形，如股骨滑车发育异常、髌骨软化等。这些畸形在 X 线检查中通常可以清晰地显示出来（图 6 – 21）。

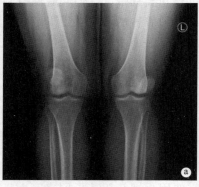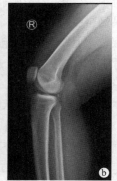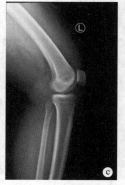

图 6 – 21　髌股关节不稳 X 线图像

a. 双膝关节 X 线正位；b. 右膝关节 X 线侧位；c. 左膝关节 X 线侧位

2. 髌股关节不稳的 X 线报告

报告必须包括患者的姓名、年龄和性别。

描述图像的位置：膝关节。

描述观察到的正常和异常特征，包括骨头、软组织和关节部位。

如果有异常发现，例如骨折、关节腔积液等，应该描述它们的位置、大小、形态和密度等特征。

使用专业术语清晰明了地描述你的结论，例如髌骨半脱位/脱位。

第二节　髌股关节不稳的 CT 表现

1. 髌股关节不稳的 CT 征象

在 CT 扫描中，可以看到关节面或者髁状突周围软骨上的不规则凹陷或凸起，这表明了软骨已经受到损伤，造成了失稳。在 CT 影像中，可以看到韧带的撕裂和拉伸。在正常的条件下，韧带是保持膝盖稳定的重要组成部分，一旦韧带受损，会导致膝关节变得不稳定。在 CT 扫描中，可以看到股骨头和髌骨结构错位，这通常意味着膝盖关节处于不稳定状态。如果有明显的骨折存在，可以在 CT 影像中清楚地看到它们的位置、类型和严重程度。在 CT 图像中，可以发现在关节周围有肿胀和积液的迹象，这通常是关节损伤的一部分（图 6 – 22）。

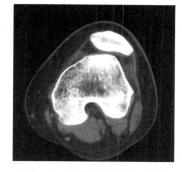

图 6 – 22　髌股关节不稳 CT 图像

2. 髌股关节不稳的 CT 报告

（1）报告标题应明确表明患者姓名、性别、年龄和检查部位。

（2）描述检查方法：包括采用的设备类型、检查方式等。

（3）正常解剖结构描述：对照正常解剖进行描述，包括肌肉、软骨、韧带和关节等组织结构。

（4）异常表现描述：详细描述异常表现的部位、性质、范围和程度等。

（5）结论：简单明了地总结所见，明确诊断结果，并建议下一步处理方案。

（6）在描述髌股关节不稳时，需要重点关注关节内的韧带和软骨情况，具体内容如下：①韧带：描述前交叉韧带和后交叉韧带、内侧髌股韧带和髌内侧支持带是否完整，有无撕裂、松弛或拉伸等情况；②软骨：描述半月板和股骨髁软骨是否完整，有无磨损、撕裂或裂隙等情况。

以下是一个样例报告：

检查部位：右膝关节；

患者姓名：张三；

性别/年龄：男／28 岁；

检查方式：CT 扫描；

正常结构：前、后交叉韧带、半月板和股骨髁软骨均完整；

异常表现：膝内侧韧带轻度松弛，以及股骨髁软骨局部磨损；

结论：右膝内侧韧带轻度松弛并伴股骨髁软骨局部磨损。

第三节　髌股关节不稳的磁共振表现

1. 髌股关节不稳的 MRI 征象

（1）图像特征

①T1 加权图像：软组织对比度高，骨骼结构较暗；观察到股骨下段、髌骨、胫腓骨上段等解剖结构；可以评估软骨、纤维软骨、韧带和肌肉等结构的解剖形态。

②T2 加权图像：软组织对比度更高，液体信号更明显；观察到关节液、股四头肌、半腱肌、半膜肌等肌肉结构；可以评估软骨、纤维软骨、韧带等结构的病理变化。

③脂肪抑制序列：抑制了脂肪组织信号，增强了软组织对比度；可以评估肌腱、滑膜和关节周围脂肪组织等结构。

（2）信号特征

①T1 加权图像：液体信号低，骨髓信号高，软组织信号中等；软骨和纤维软骨信号均较低；关节韧带信号低于周围软组织及肌肉信号。

②T2 加权图像：液体信号高，骨骼信号中等，软组织信号中等；软骨和纤维软骨信号均较高；关节韧带信号低于周围软组织及肌肉信号。

③STIR 序列：脂肪组织信号被抑制，液体信号高，骨骼信号中等，软组织信号高；可以评估软骨、纤维软骨、关节腔、关节周围肌肉和关节周围液体等结构的病理变化（图 6 - 23）。

2. 髌股关节不稳的 MRI 报告

（1）报告应当包括检查日期及患者姓名、性别、年龄等基本信息。

（2）描述扫描所采用的序列、图像位置和方向以及图像质量。

（3）先从正常结构出发，详细描述髌骨、股骨下段、胫腓骨上段、前后交叉韧带、内外侧副韧带等相关解剖结构。然后结合临床表现，描述其是否存在异常改变、缺损或其他异常表现。

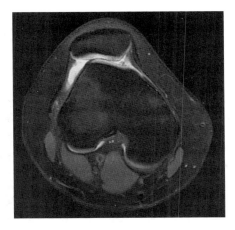

图 6 – 23　髌股关节不稳 MR 横轴位图像

（4）描述是否有髌骨脱位、骨损伤等问题。

（5）对于软组织结构的评估，应描述是否有韧带及肌肉损伤等表现。

（6）补充说明关节囊、腘窝及其他异常表现情况。

（7）最后附上结论与建议，简要总结检查结果并提供临床参考意见。

第八章　膝关节骨关节病

　　膝关节骨关节病是指由于多种原因导致膝关节的软骨、骨质、滑膜和其他组织受到损伤或退变，最终导致疼痛、肿胀、关节功能障碍等不适症状的一类疾病。其主要病因：随着年龄的增长，人体内各种生物化学反应会发生变化，代谢率下降，骨密度减少，软骨的修复能力也随之减弱，这些都可能导致膝关节软骨退行性改变。膝盖承受重压、摔倒、膝盖受到剧烈撞击等情况，长期过度使用膝关节、负重过大等都可能对膝关节造成损害，增加骨关节病的风险。某些人的遗传基因会决定他们是否容易患上骨关节病，有些人天生就缺乏一些维生素、酶等物质，这些物质对于膝关节软骨的正常生长和修复非常重要。有些原因可以引起膝关节周围的炎症，如类风湿关节炎、强直性脊柱炎等自身免疫性疾病可能导致膝关节软组织退化；糖尿病、肥胖症、高血压等代谢性疾病会增加患骨关节病的风险。

　　疼痛是最常见的症状，通常是在活动后出现，但也可能在休息时持续存在。疼痛可以从轻微到剧烈，并可能使你感觉不舒服。膝关节周围的软组织可能会出现肿胀和僵硬，导致关节活动范围受限。由于疼痛和僵硬，膝关节的活动可能受到限制，包括走路、上下楼梯、弯曲或伸直膝盖等运动。当移动膝盖时，有时候会听到"咔嚓"声，这是因为在关节内产生了摩擦。膝盖可能感觉不稳定或容易扭伤，这可能是由肌肉无力或膝关节内部结构的破坏造成的。

第一节　膝关节骨关节病的 X 线表现

1. 膝关节骨关节病的 X 线征象

　　正常情况下，膝关节内部有一定的间隙，用于缓解关节运动时产生的压力。但是在膝关节骨关节病患者中，由于软骨遭受磨损或其他损伤，导致关节间隙变窄。膝关节骨关节病会引起骨头的生长和改变，这种情况称为骨质增生。在 X 线图像上，骨质增生通常表现为骨头边缘的高密度区域增加。在膝关节骨关节病患者中，关节软骨遭受磨损后，可能会导致关节面不规则。这种情况在 X 线图像上表现为关节面的形状不规则，不平整。在一些情况下，膝关节骨关节病可以导致钙化斑点的形成。这些点在 X 线图像上呈现出明显的致密影，通常位于关节软骨下方的骨头上（图 6 – 24）。

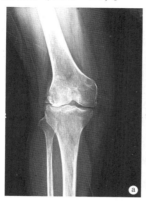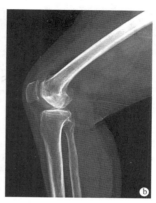

图 6 – 24 膝关节骨关节病 X 线图像

a. 右膝关节 X 线正位；b. 右膝关节 X 线侧位

2. 膝关节骨关节病的 X 线报告

（1）患者信息：报告应以患者信息为开头，包括姓名、性别、年龄和检查日期。

（2）影像学表现：报告中应描述影像学表现，包括 X 线片的正面和侧面图像。对于每个图像，应描述关节间隙、骨质密度、骨刺和软组织肿胀等表现。

（3）诊断结论：在检查结果分析后，应给出一个准确简洁的诊断结论，明确地指出膝关节骨关节病的程度和类型。

（4）建议和注意事项：报告中应提供一些建议和注意事项，如是否需要进行进一步检查，或需要就治疗方案进行咨询等。

（5）专业术语和格式：报告应使用正确的专业术语，并按照医学行业的标准格式来书写。同时也需要注意文法和拼写错误。

（6）签名和日期：报告最后应当有医生的签名和日期，以证明检查过程是经过合格医生执行的。

第二节 膝关节骨关节病的 CT 表现

1. 膝关节骨关节病的 CT 征象

（1）关节面骨质硬化：在关节面下方出现密实的骨质，通常是由于软骨磨损导致的。

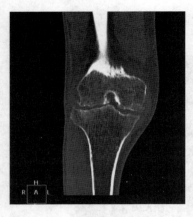

图 6 – 25　膝关节骨关节病的 CT
冠状位重建图像

（2）骨刺：在关节边缘处形成的骨性突起，通常是为了支撑软骨减少的区域而产生的。

（3）关节间隙变窄：关节空间明显变窄，因为软骨逐渐消耗和磨损，导致骨头直接接触（图 6 – 25）。

（4）关节滑膜肥厚：关节滑膜增厚，可能会出现水肿和炎症反应。

（5）软骨磨损：由于摩擦和压力，关节软骨逐渐磨损、变薄或消失。

2. 膝关节骨关节病的 CT 报告

报告的格式应包括患者姓名、性别、年龄、检查日期和机构名称等基本信息。

首先要描述所检查的部位及扫描层数、层厚和间隔等技术参数。

针对所检查的膝关节骨关节进行详细的解剖学描述，包括股骨、胫骨、髌骨和关节软骨等结构的形态、密度、大小和位置等特征。

描述可能存在的异常表现，如关节软骨损伤、骨质增生、囊肿形成等，并注明其部位、大小、数量和形态特点等，同时进行分级评估并说明影响范围。

结合临床资料，给出结论性意见和建议。如果存在不确定因素或需要进一步诊断的情况，可以提出需要随访或补充检查等建议。

检查医师应当在报告中签名确认，并在必要的情况下，对报告所述内容作出补充和说明。

第三节　膝关节骨关节病的磁共振表现

1. 膝关节骨关节病的 MRI 征象

（1）T1WI（T1 加权成像）：T1WI 对结构形态有很好的显示效果，能够清晰显示软骨、骨髓等组织。正常软骨呈低信号，均匀分布；病变软骨呈现不规则信号，可能出现高信号区域，与正常软骨相比，信号强度更高。同时，软骨下骨质也可能出现信号异常。

（2）T2WI：对软组织结构具有较好的显示效果，可显示肿胀、水肿、纤维化等变化，是观察骨关节病的重要序列之一。病变软骨呈现高信号区，信号强度大于邻近正常软骨，特别是在软骨裂隙处。同时，软骨下骨质也可能出现信号异常。

（3）PDWI：对软骨、肌腱和韧带的显示效果较好。正常弥漫性软骨呈均匀中等信号，而病变区域呈高信号区，与邻近正常软骨相比，信号强度更高（图6-26）。

（4）STIR序列：能够消除脂肪组织信号干扰，突出显示软组织水分含量，对于早期软骨损伤的诊断有一定的帮助。病变软骨和软骨下骨质呈现高信号区。

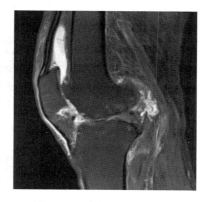

图6-26　膝关节骨关节病MR
T2WI矢状位图像

2. 膝关节骨关节病的MRI报告

（1）报告标题：应明确表明是膝关节的MRI检查报告。

（2）检查部位：需要注明是哪一侧膝关节进行了检查，在左、右或双侧的图像中标记出来。

（3）检查目的：应说明为什么要进行MRI检查，可能是因为患者出现了疼痛、肿胀、运动障碍等症状。

（4）检查方法：需简单描述采用的MRI检查方法和设备型号。

（5）检查结果：应该详细记录图像所显示的膝关节的形态、大小、信号强度和结构等信息，并指出存在的任何异常表现，如软骨损伤、滑膜增厚、骨质增生等。

（6）诊断评价：根据检查结果，评估膝关节骨关节病的程度，并提供进一步治疗或随访方案。

（7）注意事项：对于检查过程中的注意事项和发现的任何不良反应都需要进行记录。

（8）检查医师签名：最后需要由负责进行MRI检查的医师签名并注明日期。

第七篇 踝关节

第一章 踝关节正常解剖及影像学检查

第一节 踝关节解剖特点

踝关节是由小腿的胫骨和腓骨与足部的距骨组成的复杂关节。它是人体最重要和最复杂的关节之一，具有广泛的运动范围，包括伸展、屈曲、内收、外展和旋转。踝关节的主要解剖结构如下。

（1）胫骨：位于小腿的中央，是小腿内侧的长骨，分一体两端。胫骨近侧端膨大，向两侧突出，成为内侧踝与外侧髁。胫骨体横断面呈三角形，前缘及前内侧面的全长位于皮下，也是最容易发生骨折的部位，胫骨在上方与腓骨相连，在下方则与距骨相连。

（2）腓骨：位于小腿的外侧，较细，与胫骨平行。腓骨在上方与胫骨相连，在下方则没有直接连接，下端较膨大称外踝。此骨细长，起辅助、支持作用。损伤多见，单纯腓骨骨折对下肢负重影响较小，但胫腓骨间神经血管较多，易同时受到损伤。

（3）距骨：位于跟骨之上。关节面上部与胫骨形成关节，内侧部是胫骨内踝，外侧部是腓骨外踝。前端与足舟骨形成关节，下与跟骨形成关节。通过这些关节，它将身体整个重量传递至足部。距骨表面无肌肉肌腱附着，因此其位置取决于相邻骨骼的位置。

（4）关节囊：囊状结构，覆盖着整个足踝关节，将关节内部的液体封闭在内。关节囊由关节腔和纤维环组成。正中间的滑膜覆盖在关节内部，分泌润滑液以减少摩擦和磨损。

（5）韧带：连接着骨头，提供稳定性和支持。足踝关节中的重要韧带包括内侧副韧带、外侧副韧带和跟腱韧带。

（6）肌肉：足踝关节周围有多个肌肉，包括腓肠肌、胫前肌和胫后肌等。这些肌肉控制着足踝关节的运动和稳定性。

第二节　踝关节影像学检查

一、踝关节 X 线片参数设置

（1）体位：患者应站立或坐在 X 线机上，将双足放平并靠近探测器。

（2）角度：拍摄足部时，需要将 X 线束从侧面和正面照射，以获取足踝关节的不同视角。在侧面拍摄时，需要让患者把脚向内旋转 15° ~ 20°，使得足背与探测器垂直；在正面拍摄时，需要让患者保持自然站立或坐姿，将足踝置于探测器下方。

（3）曝光时间和电流：这些参数取决于患者的体型和年龄以及所需的影像质量。一般来说，成年人的足踝关节 X 线拍片曝光时间为 0.06 秒，电流为 60 至 80 毫安。

（4）图像分辨率：为了获得足踝关节的清晰图像，应调整图像分辨率，使其符合医学影像标准（图 7 – 1）。

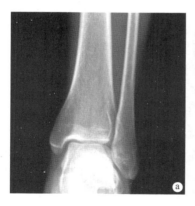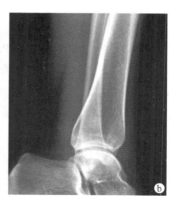

图 7 – 1　正常踝关节 X 线正侧位图像

a. 左踝关节 X 线正位；b. 左踝关节 X 线侧位

（5）正常的足踝关节 X 线征象表现：关节空隙对称清晰，无明显狭窄或增宽。骨质密度均匀，无明显骨折、骨裂或骨质疏松。各关节面光滑，无明显骨刺、关节面不平或关节软骨损伤。距骨、胫骨、腓骨和跟骨无明显畸形或异常。无明显软组织钙化或肿物。X 线检查不能完全排除某些病变，例如早期的关节软骨病变、骨膜炎和部分软组织病变等，因此需要结合临床症状和其他影像学检查来做出准确的诊断。

二、正常踝关节 CT 检查的影像特点

（1）平扫：平扫是最基本的扫描方式，可以显示骨骼结构、关节面和软组织等结构。正常踝关节的平扫图像中，骨质清晰、密度均匀、关节面光滑，周围软组织结构也清晰可见（图 7 - 2）。

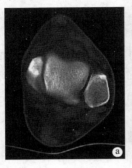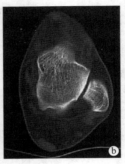

图 7 - 2　正常踝关节 CT 图像
a. 踝关节 CT 平扫距骨层面；b. 踝关节 CT 平扫胫腓骨下段层面

（2）软组织窗：软组织窗下的扫描主要用于观察周围软组织结构，如肌肉、肌腱、韧带等。在软组织窗下扫描，正常软组织呈现均匀的灰度分布，轮廓清晰。

（3）骨窗：骨窗下的扫描可以更清楚地显示骨质结构，如骨小梁、骨膜等。在骨窗下扫描，骨壁及骨小梁清晰可见。

（4）三维重建：三维重建是将多次扫描结果进行计算，生成三维模型的一种扫描方式。通过三维重建可以更直观地观察骨骼结构和关节面的形态，有助于医生做出准确的诊断。

（5）骨皮质完整：足踝关节各个部位的骨皮质应该完整，没有明显的缺损或破坏。

（6）关节间隙清晰：足踝关节内外侧、前后方向的间隙应该清晰明了，没有明显的变窄或消失。

（7）骨骼结构对称：正常的足踝关节应该对称，左右相同。

（8）软组织无异常：足踝关节周围的软组织应该无肿胀、积液等异常表现。

（9）无明显异物：足踝关节内没有明显的异物。

正常的足踝关节 CT，参数设置通常应包括以下内容：①扫描方式：通常使用螺旋 CT 扫描方式。②层厚和层间距：通常采用 0.625 ~

1.25mm 的层厚和间距，以便更清晰地显示细节结构。③扫描范围：必须准确确定足踝关节的扫描范围，以便避免不必要的辐射暴露和浪费扫描时间。④放射剂量：放射剂量要尽可能低，以保护患者的健康安全。

需要注意的是，不同的扫描层厚和层间距可能会影响到上述征象的观察。因此，在进行足踝关节 CT 检查时，应选择合适的层厚和层间距，以便更好地显示解剖结构和发现病变。

三、正常踝关节 MRI 检查的参数设置

（1）扫描方式：通常使用 T1 加权、T2 加权和增强扫描等多种扫描方式。

（2）扫描序列：对于足踝关节 MRI 检查，通常需要采用横断面、矢状面和冠状面三个方向的序列，以全面评估关节结构和软组织病变情况。

（3）层厚和层间距：通常采用 0.5~3mm 的层厚和间距，以便更清晰地显示细节结构。

（4）扫描范围：扫描范围应该准确，以避免不必要的浪费和影响诊断的准确性。通常应该包括整个踝关节及其周围软组织结构。

（5）磁场强度：MRI 设备通常有 1.5 Tesla 和 3 Tesla 两种磁场强度。对于足踝关节 MRI 检查，通常使用 1.5 Tesla 即可满足诊断需求。

（6）脂肪抑制技术：采用脂肪抑制技术可以有效增强软组织对比度和显示病变部位。

需要注意的是，不同的 MRI 设备和扫描参数设置可能会影响到图像质量和诊断准确性。因此，在进行踝关节 MRI 检查时，应选择合适的设备和参数设置，并严格执行操作规范，以保证检查的质量和安全性。

四、正常踝关节 MRI 信号特征

（1）T1 加权图像：T1 加权图像是基础扫描方式之一，可以显示骨骼和软组织等结构。在踝关节 MRI 中，正常骨结构呈现中等亮度，韧带、肌肉和水分呈现低信号，脂肪组织呈高信号。

（2）T2 加权图像：T2 加权图像可以更清晰地显示腱鞘和关节囊等液体结构，有助于检测炎症和水肿等。在踝关节 MRI 中，正常软骨和水分呈现高信号，肌肉和脂肪组织呈现中等至高信号，韧带呈低信号。

（3）脂肪抑制序列：脂肪抑制序列主要用于检测软组织肿胀和炎

症等情况。在踝关节 MRI 中，使用脂肪抑制序列可以抑制脂肪信号，使周围软组织的异常信号更加明显，有助于检测软组织肿胀和炎症等情况（图 7 – 3）。

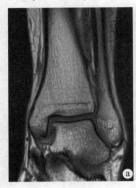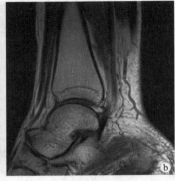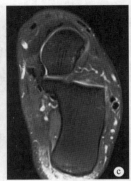

图 7 – 3　正常踝关节 MR 图像

a. 踝关节冠状位 T1WI；b. 踝关节矢状位 T1WI；c. 踝关节轴位 FS T2WI（抑脂像）

第二章　前踝撞击征

前踝撞击征是一种运动员常见的下肢疼痛综合征，主要表现为足部前方、胫骨前缘或滑车上存在某些形态改变或软组织损伤，反复受到冲击和摩擦后引起局部疼痛和肿胀，进而影响运动能力。尤其多见于芭蕾舞者及足球运动员。主要病理基础是前踝关节区域的软组织损伤，包括前踝关节的滑膜、韧带、肌腱和肌肉。这些软组织结构受到过度压力和剪切力作用时会发生微小损伤和炎症反应，导致疼痛和肿胀。在严重情况下，还可能会导致软组织断裂和骨折。通常采用保守治疗方法（包括使用冰敷、止痛药物、物理治疗等措施）缓解症状，需要手术治疗的情况很少见。病因主要包括以下几个方面：长期进行高强度运动，会导致前踝部位受到反复冲击和摩擦，从而引起局部组织损伤，最终发展为前踝撞击征。不正确的锻炼姿势和错误的训练方法也会增加前踝受伤的风险。例如，缺乏热身和拉伸、训练过程中没有足够的休息时间等。足弓过高或过扁都会造成前脚掌部位压力过大，从而导致前踝撞击征。如果体重过重，前踝部位需要承受更多的重量和压力。这种情况下，前踝撞击征的风险也会增加。骨性畸形、关节软骨损伤、肌肉萎缩等，也可能影响前踝部位的正常功能，从而引起前踝撞击征的发生。

患者通常会感到疼痛和不适，尤其是在进行踝关节活动时更为明显。疼痛区域通常局限于踝关节前部，但有时也可能向后延伸至跟腱附着点。受伤后，踝部可能会出现轻度或中度肿胀。由于疼痛和肿胀的存在，患者可能会受到踝关节活动的限制，特别是当试图进行胫骨屈曲或胫骨伸展时，疼痛可能会加重。在一些情况下，前踝撞击征可能会导致踝关节前部的不稳定感，这可能会使得患者在行走或跑步时感觉到不适和不稳定。

虽然 X 线检查可以帮助排除骨折等骨骼损伤，但它并不是最敏感的诊断工具。对于软组织损伤，如肌肉、肌腱、韧带和滑囊等，MRI 检查可能更为敏感和准确。MRI 可以显示软组织结构和炎症反应的详细情况，因此在前踝撞击征的诊断和治疗中可能更有用。

第一节　前踝撞击征的 X 线表现

1. 前踝撞击征的 X 线征象

（1）骨刺形成：胫骨前骨刺常位于外侧，距骨前骨刺多见于内侧。常表现为胫骨前下缘与距骨颈部前上缘鸟嘴样骨刺形成（图7-4）。

（2）关节面不对称：当前踝撞击时，关节表面可能会失去对称性。这可以通过比较两边的关节表面来发现。

（3）软组织肿胀：前踝撞击征还可能导致周围软组织肿胀。X线可以显示肿胀的程度和位置。

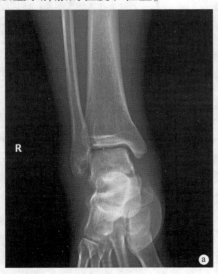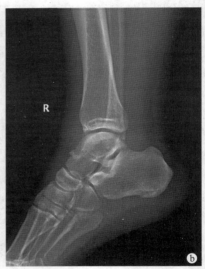

图7-4　前踝撞击征 X 线图像

a. 右踝关节 X 线正位；b. 右踝关节 X 线侧位示距骨前缘骨刺

2. 前踝撞击征的 X 线报告

（1）患者信息：患者的姓名、性别、年龄和检查日期等基本信息。

（2）检查部位：明确显示检查的部位是前踝。

（3）拍片方式：说明使用的拍片方式，通常为正侧位摆拍。

（4）图像所见：列出所有观察到的影像所见，如骨刺、骨折、关节面不对称和软组织肿胀等。

（5）判断诊断：结合临床症状和影像学表现进行判断诊断，并说明是否存在前踝撞击征以及严重程度。

（6）结论：总结报告中的观察结果和判断诊断，简洁明了地说明检查结果。

（7）医师签名：由负责解读检查结果的医师签名和日期。

第二节　前踝撞击征的 CT 表现

1. 前踝撞击征的 CT 征象

（1）骨质增生：CT 可以清晰显示骨刺的部位和大小、形态。

（2）细微骨折：前踝撞击征通常伴随有距骨或胫骨的骨折，在 CT 影像上可以清晰地显示骨折线。

（3）软组织肿胀：在骨折周围的软组织中可以看到水肿和出血，CT 可以显示这些软组织的密度变化，表现为高密度区域。

（4）关节面损伤：前踝撞击征可能导致关节面的损伤，CT 可以显示关节面的形态和损伤情况（图 7 - 5）。

（5）滑膜积液：在伤口处可能出现滑膜积液，CT 可以看到关节腔内液体的存在，并确定积液的大小和位置。

（6）骨片移位：如果骨折导致骨片移位，CT 可以显示骨片的位置和程度。

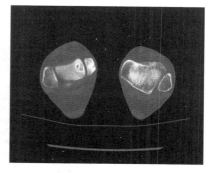

图 7 - 5　前踝撞击征 CT 图像
距骨关节面损伤

2. 前踝撞击征的 CT 报告

（1）报告标题应包括患者姓名、性别、年龄、检查部位（踝关节）、检查方法（CT）和检查日期。

（2）检查部位和范围：描述受影响区域，包括关节、骨骼和软组织结构。

（3）影像描述：详细描述影像学表现，包括骨折、软组织肿胀、出血等所见。对于骨骼损伤，还需描述骨折类型、位置、程度、联合受累情况等。

（4）诊断意见：根据影像学表现，给出明确的诊断意见，如前踝撞击征、骨折、软组织损伤等。

（5）其他内容：可附加其他需要说明的内容，如是否需要进一步检查等建议。

第三节　前踝撞击征的磁共振表现

1. 前踝撞击征的 MRI 征象

（1）T1 加权图像：在 T1 加权图像中，软组织和骨骼都是低信号强度。因此，骨骼结构和关节轮廓可以清晰地显示出来，同时也可以检测到骨折和其他骨骼异常。

（2）T2 加权图像：在 T2 加权图像中，液体和软组织都是高信号强度，而骨骼则是低信号强度。这对于检测肌肉和韧带损伤以及水肿非常有用。

（3）脂肪抑制 T2 加权图像：在这种序列中，脂肪被抑制，而液体和软组织则是高信号强度。这使得检测软组织较为容易，同时消除了脂肪造成的干扰（图 7-6）。

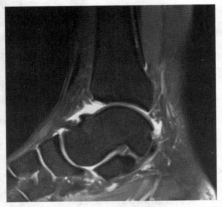

图 7-6　前踝撞击征 MR 矢状位图像（T2WI 抑脂像）

（4）增强 T1 加权图像：在注射钆剂后进行的增强 T1 加权图像中，血管和异常区域（如肿瘤）会呈现出高信号强度。这对于检测软组织肿胀和炎症非常有用。MRI 可显示骨赘、关节游离体、关节腔积液以及滑膜增厚等。骨赘一般为低信号，如伴骨髓水肿，T2WI 为高信号；滑膜改变在矢状位脂肪抑脂序列观察最佳。此外 MRI 可详细评估相关韧带、肌腱以及周围软组织情况。

（5）关节损伤程度分为：Ⅰ度-滑膜撞击，骨刺≤3mm；Ⅱ度-骨软骨反应性骨赘，>3mm；Ⅲ度-严重外生骨赘，可伴或不伴碎裂，在距骨背侧可见继发性骨赘，常伴骨赘碎裂；Ⅳ度-距骨和胫骨骨性关节炎改变。

2. 前踝撞击征的 MRI 报告

报告的格式应清晰，包括患者的姓名、年龄、性别、就诊日期以及医生的姓名和专业。

在报告的第一部分，应当详细描述检查的方法和技术，例如使用了哪种类型的 MRI 机器，采用了何种扫描序列等。

报告中应该对比较正常的解剖结构做出描述，并着重描述异常结构的位置、形态、大小和信号强度等特征。

报告中应给出清晰的诊断结论，例如是否存在骨赘、有无韧带损伤、软组织肿胀或骨折等。

如果需要，可以在报告中提供进一步的诊断和治疗建议，例如需要进行手术或物理治疗等。

第三章　后踝撞击征

后踝撞击征又称距后三角骨综合征，距骨挤压综合征等，是位于跟骨后突和胫骨后方骨性结构及距骨周围软组织受压造成的后踝骨与软组织撞击综合征，是踝关节后方慢性反复疼痛的常见病因。反复踝关节过度跖屈或突然急性跖屈并内翻损伤后，可出现相似的临床症状。撞击类型分为：骨性撞击——距骨和胫骨骨赘之间相互撞击；软组织撞击——关节囊、滑膜、韧带增生、肥厚或瘢痕增生所致。后踝撞击征以骨性撞击多见，如距骨后三角骨损伤，距骨或跟骨过度增生。软组织撞击表现为后胫腓韧带下部、横韧带、后踝间韧带的撕裂、肥厚及增生。骨软骨是覆盖在骨头表面的一层光滑的软骨组织，类似于汽车轮胎的橡胶层。它的作用是减少摩擦力，保护骨表面不受磨损和损伤。当距骨和胫骨间发生碰撞时，骨软骨可能会受到压力和拉伸的损伤，这会导致软骨细胞死亡和软骨组织退化，进而引起关节炎等疾病。

因此，后踝撞击征的病理基础主要是距骨和胫骨间骨软骨损伤，导致软骨细胞死亡和软骨组织退化。治疗应该包括减轻关节负荷，促进软骨修复和恢复关节功能。

后踝撞击征的临床表现为：足跖屈时后踝疼痛加剧；跖屈受限；被动跖屈试验阳性——踝关节屈曲90°，反复快速跖屈踝关节，并将足反复轻度内旋和外旋，这样可以在最大跖屈位旋转足，以摩擦胫骨与跟骨间的骨性结构（主要位于距后三角骨）及软组织，如有摩擦感且出现踝关节后方疼痛则为阳性。

后踝撞击征的检查方法因具体情况而异，但一般来说X线、CT、MRI等检查方法都可用于诊断。在敏感性方面，不同的检查方法可能存在差异。X线检查：X线能够清晰显示骨骼结构和骨损伤情况，对急性外伤时的骨折和关节脱位有很高的敏感性，但对于软组织损伤如肌腱和韧带损伤的诊断则相对较差。CT比X线更为敏感，可以更准确地检测骨、关节间隙及软组织结构，特别是对于复杂的关节损伤或局部解剖结构变异时，CT检查具有更高的价值。MRI检查对于软组织损伤的敏感性最高，能够清晰显示软组织如肌腱、韧带、软骨及皮下组织的病变情况，而且具有良好的分辨率和图像质量。

第一节 后踝撞击征的 X 线表现

1. 后踝撞击征的 X 线征象

X 线能够清晰地显示距骨后三角骨存在与否，并观察其形态及骨质异常情况，如硬化或囊变；骨赘的位置和形态。X 线能够显示软组织的肿胀，在某些情况下，后踝撞击征可能导致踝关节脱位。这种情况下，X 线会显示踝关节的异常位置和形态。由于骨折或软组织损伤，踝关节的关节间隙可能会变窄。这种情况下，X 线会显示踝关节的关节间隙变窄的征象（图 7 - 7）。

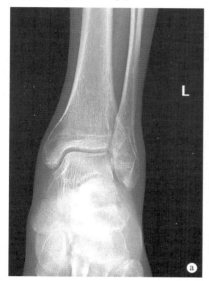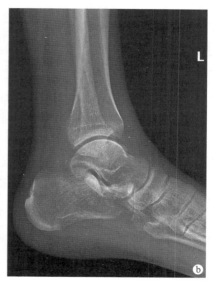

图 7 - 7 后踝撞击征 X 线图像

a. 左踝 X 线正位；b. 左踝 X 线侧位显示距骨后三角骨

2. 后踝撞击征的 X 线报告

应简要说明所采用的检查方法，例如"采用数字化 X 线片摄影技术对双侧后踝进行拍摄"。

应详细描述所检查到的异常情况，包括以下内容。

（1）骨质情况：注明距骨后三角骨情况，距骨及跟骨增生情况，骨赘形态及大小。

（2）软组织损伤：应注明软组织损伤的范围、程度、类型等信息。

（3）其他异常：如有其他异常情况，也应一并描述。

报告最后应有负责医师的签名和日期，以表明报告的真实性和可靠性。

第二节 后踝撞击征的 CT 表现

1. 后踝撞击征的 CT 征象

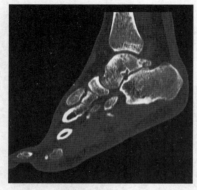

图 7－8 后踝撞击征 CT 矢状位重建图像

（1）骨质情况：清晰显示距后三角骨细微骨质结构及骨质异常改变，增生骨赘的形态及大小（图 7－8）。

（2）关节间隙变窄：由于后踝关节周围软组织的肿胀，关节间隙可能会变窄，显示为关节表面之间的较小空隙。

（3）关节面不连续：损伤后，后踝关节表面可能不再光滑，出现不规则或不连续的形态。

（4）软组织水肿：跟腱周围的软组织可能会出现水肿，表现为密度增高的区域。

（5）血肿：在损伤早期，血液可能会聚集在受损区域，形成血肿，显示为密度更高的区域。

2. 后踝撞击征的 CT 报告

（1）报告标题应包括患者姓名、性别、年龄、检查部位（踝关节）、检查方法（CT）和检查日期。

（2）检查部位和范围：描述受影响区域，包括关节、骨骼和软组织结构。

（3）影像描述：详细描述影像学表现，包括骨损伤及增生情况、软组织肿胀、出血等所见。对于骨骼损伤，还需描述骨折类型、位置、程度、联合受累情况等。

（4）诊断意见：根据影像学表现，给出明确的诊断意见，如后踝撞击征、骨折、软组织损伤等。

（5）其他内容：可附加其他需要说明的内容，如是否需要进一步检查等建议。

第三节　后踝撞击征的磁共振表现

1. 后踝撞击征的 MRI 征象

MRI 作为一种无创检查，具有良好的软组织分辨力和多参数多平面成像，可以清晰显示三角骨形态，内部信号特点，软骨损伤情况，软骨下骨损伤（骨髓水肿），滑膜炎症，邻近肌腱损伤及关节周围软组织损伤。

（1）T1 加权图像：在 T1 加权图像上，关节周围软组织和骨骼结构呈现出均匀的低信号强度。这使得可能观察到后踝骨折和关节脱位等表现。

（2）T2 加权图像：在 T2 加权图像上，关节周围正常软组织呈现为高信号强度。如果存在软组织水肿、积液或者出血等病理变化，则会呈现高信号。此外，在 T2 加权图像上，还可清晰显示关节周围的肌腱、韧带和神经等结构（图 7-9）。

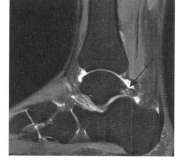

图 7-9　后踝撞击征矢状位 MRI 图像

（3）造影增强图像：通过静脉注射对比剂，可以显示出血管灌注情况。在后踝撞击征的 MRI 检查中，对比剂通常被注射到足背动脉，然后通过静脉回流到静脉系统。这使得肌肉、骨骼和关节周围结构的血管灌注情况更加清晰。

2. 后踝撞击征的 MRI 报告

报告应包括患者姓名、性别、年龄、检查日期等基本信息。

报告应按照以下顺序书写：检查方法、观察结果、结论和建议。

描述使用的磁共振设备及参数。

描述采用的扫描方式、扫描层数和扫描范围。

描述后踝区域的形态、信号强度，是否存在异常信号或异常结构。

描述周围软组织、血管、神经状态。

描述与邻近骨骼和关节的关系。

根据观察结果，结合临床表现，提出诊断意见。

如果有需要，给出进一步检查和治疗建议。

第四章　跗骨窦综合征

跗骨窦综合征是指踝部内翻扭伤，损伤窦内的软组织发生无菌性炎症、变性和纤维化，韧带撕裂或腱鞘囊肿。踝部内翻扭伤虽然很常见，但常易误诊，致使患者经年不愈，长期影响功能。也有人认为，踝关节活动频繁，窦内脂肪堆积较多，压力增高，容易发生脂肪组织变性而产生类似症状。临床上常表现为外踝前下方酸痛不适、压痛，偶尔可见软组织肿胀。

跗骨窦由距骨沟和跟骨沟组成。距骨沟位于距骨跖面的中、后跟骨关节面之间，由内斜向前外侧，跟骨沟位于跟骨上面后距骨关节面的前内方，距骨沟与跟骨沟对合组成跗骨窦，窦口位于外踝的前下方。跗骨窦后方为跟距后关节，前方为跟距前、中关节。跟距关节前、中关节与距舟、跟骰关节共在一个关节囊中。跗骨窦内含有由脂肪组织相隔的前后两组韧带，以及距跟关节滑囊和跗骨窦滑囊。

第一节　跗骨窦综合征的 X 线表现

1. 跗骨窦综合征的 X 线征象

X 线检查通常无异常发现。但可以显示踝关节骨质情况，关节对位情况以及软组织是否肿胀（图 7 - 10）。

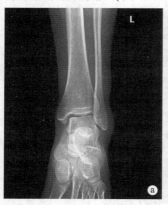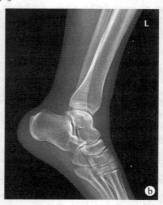

图 7 - 10　跗骨窦综合征 X 线图像

a. 左踝关节 X 线正位像；b. 左踝关节 X 线侧位像

2. 跗骨窦综合征的 X 线报告

报告标题应明确，简洁明了，例如：跗骨窦综合征 X 线检查报告。

报告应包括患者的基本信息，包括姓名、性别、年龄等。

报告应注明检查部位（踝关节），并说明所用的检查方法（X 光检查）。

报告应详细描述跗骨窦综合征的检查结果，包括骨质情况、软组织情况。

基于检查结果，报告应提供诊断结论。

最后，报告应给出对患者的结论建议，指导患者需要进行的治疗或随访措施等。

第二节　跗骨窦综合征的 CT 表现

1. 跗骨窦综合征的 CT 征象

CT 对跗骨窦综合征诊断帮助不大，在踝关节扭伤后可以观察是否有细微骨折、关节腔积液、软组织肿胀，以及关节增生的情况等。

2. 跗骨窦综合征的 CT 报告

（1）报告基本信息：包括患者姓名、性别、年龄、就诊日期等。

（2）检查部位和方法：明确检查部位为踝关节，检查方法为 CT 技术。

（3）影像所见：详细描述影像表现，包括关节骨质情况，对位情况，关节腔是否有积液以及周围软组织结构的情况。

（4）诊断意见：根据影像所见，结合临床症状、体征等信息，给出诊断意见。

（5）注意事项：如有需要，可以提醒医生或患者注意事项，比如需要进一步检查等。

（6）医生签名：报告应由具有相应资质的医生签字确认，并注明报告日期。

第三节　跗骨窦综合征的磁共振表现

1. 跗骨窦综合征的 MRI 征象

MRI 具有很高的软组织对比和多平面成像功能，正常跗骨窦充满脂肪组织，在 T1WI 及 T2WI 均为高信号，跗骨窦综合征通常是脂肪组织被病变组织代替，正常的脂肪组织高信号消失，表现为低信号（纤维化或瘢痕组织）或不均匀信号（出血、水肿），因此磁共振对其诊断有明显的优势。如果跗骨窦内充满血液，则也表现为高信号，采用脂肪抑制技术明确有无脂肪存在是必要的，鉴别诊断必要时也可以做磁共振增强扫描（图 7 - 11）。

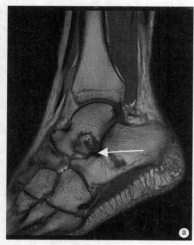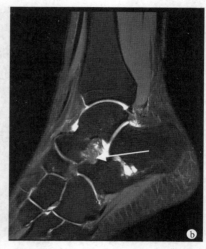

图 7 - 11　跗骨窦综合征 MR 矢状位图像

a. 踝关节 T1WI 矢状位跗骨窦内脂肪信号混杂；b. 踝关节 T2WI 矢状位抑脂序列跗骨窦内信号增高

2. 跗骨窦综合征的 MRI 报告

（1）报告应包含患者的个人信息，例如姓名、年龄、性别等。

（2）描述检查方法和技术。应明确使用的磁场强度和序列类型。

（3）描述检查发现。对于跗骨窦综合征，应描述跗骨窦内脂肪组织是否存在，描述异常信号，描述周围韧带情况，以及踝关节骨质情况，关节腔积液情况及关节周围软组织情况。

（4）在报告中对发现进行总结。是否存在其他异常？如何评估该发现的临床意义？

（5）（可选）提供建议和指导。例如，是否建议进一步检查或治疗。

第五章　踝关节外侧韧带损伤

踝关节外侧韧带主要包括以下三条韧带：距腓前韧带——起自外踝前缘止于距骨颈外侧，紧靠距骨外踝关节面；距腓后韧带——起自外踝后方，横行或水平走行，止于距骨后突外侧结节，跟腓韧带——起自外踝止于跟骨外侧中部结节，腓骨长短肌腱跨越其表面。剧烈运动或运动时不当姿势可能导致踝关节扭伤、扭曲或者摔倒等情况下，韧带会受到拉伸甚至撕裂。长时间的重复性活动或者踝部负重过大的工作环境，也会导致踝关节韧带的慢性过度使用，最终导致韧带受损。有人先天韧带松弛，不良体态、异常的踝骨形态等因素也可能增加踝关节外侧韧带损伤的风险。

韧带损伤后，患者通常会出现剧烈的疼痛，可能会在运动或负重时加重。韧带损伤也会导致患处肿胀，通常会在几个小时之内出现，并逐渐加重。韧带损伤可能会导致踝关节不稳定，出现行走或站立时的不适感。有些情况下，受伤区域可能出现淤血或瘀斑。

X 线检查可以用于排除骨折等骨骼问题，并评估关节内是否存在关节积液，但是 X 线不能清楚地显示软组织结构如韧带或肌腱。CT 检查可以提供更详细的图像，特别是在骨折或骨结构异常时。但是，对于软组织结构如韧带损伤的诊断，CT 并不比 X 线更具优势。MRI 检查是诊断踝关节外侧韧带损伤最常用的方法之一。MRI 可以显示软组织结构如韧带和肌腱，而且不会受到骨组织的阻碍。因此，MRI 被认为是最具准确性的非侵入性方法之一，用于诊断踝关节外侧韧带损伤。

第一节　踝关节外侧韧带损伤的 X 线表现

1. 踝关节外侧韧带损伤的 X 线征象

X 线检查通常不能直接显示软组织（如肌肉、韧带等）的损伤，所以在提示踝关节外侧韧带损伤时，可能是通过间接征象得出结论。

如果韧带受损严重，可能会导致与其相连的骨发生移位或断裂。由于韧带失去了支撑作用，关节结构变得不稳定，从而导致关节空隙增宽。长期受力过度会引起骨质增生，这也是韧带损伤的一种常见征象（图 7 - 12）。需要进一步检查（例如 MRI 检查）来确诊踝关节外侧韧带损伤，更准确地显示软组织的损伤程度。

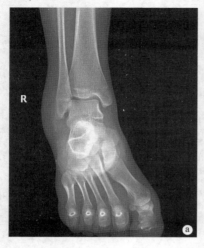
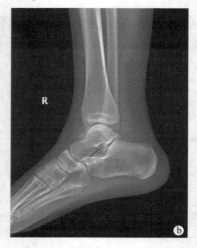

图7-12 踝关节外侧韧带损伤 X 线图像

a. 右踝关节 X 线正位像（外踝软组织肿胀）；b. 右踝关节 X 线侧位像

2. 踝关节外侧韧带损伤的 X 线报告

（1）标题：应注明患者姓名、性别、年龄和检查日期。

（2）检查方法：应注明使用的 X 线设备和检查方法，例如正位 X 线、斜位 X 线等。

（3）检查部位：应注明检查的部位是踝关节，并注明左右侧。

（4）检查结果：应描述所见阳性表现，包括骨折、关节腔积液等。对于踝关节外侧韧带损伤，可以描述为外踝骨下方局部软组织肿胀和广泛纵行裂隙影，提示韧带断裂。

（5）建议：应根据检查结果提出相应的诊断建议和治疗方案。

第二节　踝关节外侧韧带损伤的 CT 表现

1. 踝关节外侧韧带损伤的 CT 征象

（1）韧带断裂：在正常情况下，外侧韧带呈线状，连接踝骨和腓骨。当外侧韧带损伤时，CT 图像上可以出现韧带中断或完全断裂等表现。

（2）韧带增粗：当外侧韧带受到拉伸或撕裂时，它可能会变得更加粗壮。在 CT 图像中，韧带增粗的部位可能呈现出高密度影像（图7-13）。

（3）韧带钙化：当外侧韧带长时间受到损伤或磨损时，可能会发生钙化。在 CT 图像中，钙化的韧带部分可能呈现出明显的高密度影像。

（4）关节间隙增大：外侧韧带损伤还可能导致关节间隙增大。在 CT 图像中，我们可以看到踝关节骨间距变大，这是由于韧带不再保持它们的正常位置所致。

2. 踝关节外侧韧带损伤的 CT 报告

报告应当包括患者的基本信息，如姓名、性别、年龄等。

描述 CT 检查的方法：使用什么设备、扫描方式以及扫描范围。

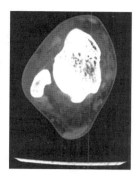

图 7 - 13　踝关节外侧韧带
损伤 CT 图像

描述发现的损伤区域，并注明是在哪个侧面（左/右踝）。

描述损伤的程度和类型，如是完全撕裂还是部分撕裂，是否存在骨折等。如果有多处损伤，则一并描述。

描述其他可能的病变或异常，如骨片或软组织挫伤。

报告需要清晰明了，用简单的术语陈述，避免使用过于复杂的术语或缩写。

报告需要准确无误，应由专业的医生进行解读并核对。

建议在报告中注明是否需要进一步的检查或治疗，以及对治疗的建议。

最后，报告需要署名并注明日期。

第三节　踝关节外侧韧带损伤的磁共振表现

1. 踝关节外侧韧带损伤的 MRI 征象

在 MRI 图像中，踝关节外侧韧带损伤通常表现为信号异常区域，有时还会伴随有其他的韧带、肌腱或软组织受损情况。韧带形态及信号改变是损伤的最直接征象。韧带损伤常伴有其他邻近组织或结构的异常改变，包括：骨或软骨损伤，肌腱损伤，关节腔积液等。外踝前部关节囊积液常提示距腓前韧带损伤；腓骨长短肌腱鞘积液或肌腱撕裂常是诊断跟腓韧带损伤的辅助征象。不同序列扫描信号特点如下所述。

（1）T1 加权像：正常情况下，踝关节外侧韧带呈现低信号；如果发生损伤，韧带的信号强度可能会相对降低。

（2）T2 加权像：踝关节外侧韧带在 T2 加权像上呈现高信号，损伤后会出现信号异常区域，甚至出现完全破裂的现象。

（3）脂肪抑制序列：这种序列可以去除脂肪信号的干扰，更准确地显示非脂肪组织的信号。在脂肪抑制序列上，踝关节外侧韧带的损伤区域可能呈现低信号或高信号（图7-14）。

（4）水平面图像：这种扫描方式可以更好地展示横向断面的结构，适合观察韧带的厚度和完整性。在水平面图像上，踝关节外侧韧带正常情况下呈现为细长的带状结构，而在损伤后可能呈现出断裂、增厚或变形等异常情况。

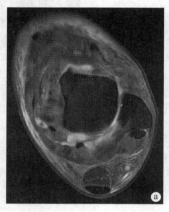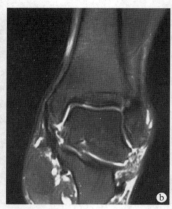

图7-14 踝关节外侧韧带损伤 MR 图像

a. T2WI 横轴位；b. T2WI 冠状位

2. 踝关节外侧韧带损伤的 MRI 报告

报告应包括患者的基本信息，例如姓名、年龄、性别和检查日期等。

在描述 MRI 图像时，应提供详细的解剖学标记和部位描述。应明确指出损伤发生在踝关节的哪个部位，例如前、后、外或内侧。

在描述 MRI 图像时，应使用准确的术语描述所见病变。应该明确说明踝关节外侧韧带是否有断裂、部分断裂或其他程度的损伤。如果有其他结构（如滑膜、肌腱、软骨）受到影响，则也应一并描述。

为避免混淆，应准确描述 MRI 序列类型及其参数，如 T1WI、T2WI 等。

报告中还应包括结论和建议，在这里可以简要总结 MRI 结果，以及针对所见病变的进一步检查建议。

最后，MRI 报告应由专业的医学影像学家撰写，确保报告的准确性和可靠性。

第六章　止点性跟腱炎

止点性跟腱炎是一种足部疾病，是指跟腱与跟骨相连处的炎症或损伤，常见于肥胖、老年人或运动相关者。跟腱是连接脚底和小腿肌肉的强壮带状结缔组织，其功能包括支撑身体重量和协助脚部的伸展和屈曲。

如果跟腱过度用力、过度拉伸或受到伤害，就会引起局部疼痛、肿胀和炎症，这就是止点性跟腱炎。止点性跟腱炎通常会影响跑步、跳跃、走路等需要大量使用跟腱的活动，而且在某些情况下可能导致跟腱撕裂或断裂。患者会主诉晨起踝关节僵硬，跟骨后疼痛，活动后关节肿胀加剧。体检：跟腱止点压痛，踝关节背伸受限。

X线、CT对于跟腱炎的诊断并不是首选的影像学检查方法。因为在止点性跟腱炎的早期阶段，跟腱的X线检查结果通常是正常的，而且CT扫描对于跟腱软组织结构的显示能力有限。因此，医生通常会建议进行其他影像学检查，如超声波和MRI，这些检查可以更准确地显示跟腱周围的软组织和炎症情况。

当然，在某些情况下，如跟腱撕裂或骨折的情况下，CT扫描可能有助于确定损伤的位置和程度，以制定更具体和有效的治疗方案。

第一节　止点性跟腱炎的X线表现

1. 止点性跟腱炎的X线征象

止点性跟腱炎的X线检查通常在早期可能无法显示异常，因此，X线检查对于诊断和评估轻度至中度的跟腱炎症可能没有太大帮助。然而，在某些情况下，X线检查可以揭示与跟腱炎有关的其他异常。

下面是一些止点性跟腱炎的X线检查可能呈现的图像特征。

跟骨后结节突起，肌腱钙化或跟骨骨刺。

（1）钙化：在一些长期慢性跟腱炎患者中，X线检查可能会显示钙化。

（2）骨刺：在某些情况下，长期慢性跟腱炎可能会导致骨刺的形成，并且在X线上可见（图7-15）。

需要注意的是，以上的X线表现并不具有明显的特异性，也就是

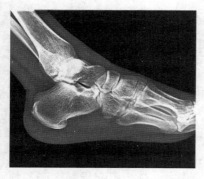

图 7 – 15　止点性跟腱炎 X 线图像
跟骨骨刺

说，它们可能同时存在于其他足部疾病中，因此，对于止点性跟腱炎的确诊和评估，医生通常需要结合其他影像学检查和临床表现进行综合判断。

2. 止点性跟腱炎的 X 线报告

（1）检查日期和患者信息：包括患者姓名、性别、年龄、检查日期等基本信息。

（2）检查部位和方法：应明确描述检查部位为足部，采用正侧位拍摄，并注明是否有其他辅助检查如 MRI 或超声。

（3）检查结果：应当简要叙述所观察到的异常表现。例如，是否存在跟骨小结节突出，钙化，骨刺形成等相关表现。

（4）诊断建议：对于跟腱炎的诊断，X 线检查可能无法提供充分的信息，因此在需要时应建议进行其他影像学检查，如 MRI 或超声。

（5）结论：最后一般会给出一个简短的结论，总结整体发现和意义。

第二节　止点性跟腱炎的 CT 表现

1. 止点性跟腱炎的 CT 征象

（1）跟骨小结节增生：在轻度到中度的跟腱炎中，跟骨小结节可能会增生，CT 图像上也可以清晰地显示出来（图 7 – 16）。

（2）跟腱肿胀和水肿：在 CT 图像上，跟腱周围的软组织可能呈现肿胀、粗大和不规则等改变，这表明了局部炎症反应的存在。同时，跟腱周围的脂肪层也可能发生变化，这是由于慢性炎症导致的纤维化和硬化。

（3）钙化：类似于 X 线检查，长期慢性跟腱炎可能导致钙化。

（4）跟骨撕裂或断裂：在重度跟腱炎的情况下，跟骨可能被拉伸并引起撕裂或断裂。CT 图像可显示跟骨的完整性，并可确定相应的损伤程度。

在跟腱炎的 CT 图像中，增强和非增强分别呈现不同的 CT 值。通常，在非增强 CT 扫描中，健康跟腱的 CT 值为 100 ~ 200HU；而在受损或炎症的跟腱中，CT 值可能会增加，这表明其密度增高。

在跟腱炎的 CT 图像中，软组织周围可能显示有肿胀、水肿等密度变化。此外，局部骨质的密度也可能发生变化，例如跟骨小结节增生、钙化等变化。

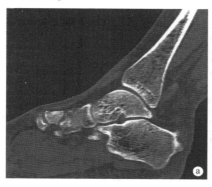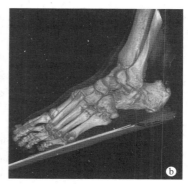

图 7-16 止点性跟腱炎 CT 图像

a. 踝关节 CT 矢状位重建图像；b. 踝关节 CT VR 图像

2. 止点性跟腱炎的 CT 报告

（1）检查日期和患者信息：包括患者姓名、性别、年龄、检查日期等基本信息。

（2）检查部位和方法：应明确描述检查部位为足部，采用骨窗口和软组织窗口观察，并注明是否有其他辅助检查如 MRI 或超声。

（3）CT 影像表现：应当详细叙述所观察到的异常表现。例如，跟骨小结节增生，跟腱肿胀及水肿，钙化和钙化足迹，跟骨撕裂或断裂等相关表现。

（4）CT 值分析和密度变化：应根据需要对局部区域进行 CT 值分析，并描述跟腱周围软组织、骨骼和钙化区域的密度变化情况。

（5）诊断建议：对于跟腱炎的诊断，CT 检查可以提供更加准确和全面的图像信息，因此在需要时应建议进行该检查。同时，可以根据检查结果制定最佳的治疗方案。

（6）结论：最后一般会给出一个简短的结论，总结整体发现和意义。

第三节 止点性跟腱炎的磁共振表现

1. 止点性跟腱炎的 MRI 征象

（1）T1 加权图像：通常表现为跟骨小结节增生，但所观察到的异

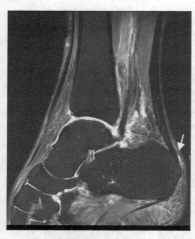

图 7 – 17　止点性跟腱炎 MR 矢状位图像

常病灶可能不够明显。

（2）T2 加权图像：跟骨后滑囊信号增高，跟腱止点退行性变或炎性改变，T2WI 信号增高；跟腱周围的软组织可能显示肿胀、水肿和炎症反应，这表明了局部炎症的存在。同时，可能会观察到跟骨小结节增生和钙化征象等（图 7 – 17）。

（3）STIR 序列：STIR 序列是一种脂肪成分抑制的序列，使用此序列可以观察到跟腱周围肿胀和炎症影响的范围，有助于确定患者的炎症程度。

（4）弥散加权成像（DWI）：DWI 序列可用于评估跟腱周围区域的水分子微小移动，并清晰地显示出炎症区域的水肿和高信号。

2. 止点性跟腱炎的 MRI 报告

（1）检查日期和患者信息：包括患者姓名、性别、年龄、检查日期等基本信息。

（2）检查部位和方法：应明确描述检查部位为足部，采用 T1 加权图像、T2 加权图像、STIR 以及 DWI 等不同序列进行观察，并注明是否有其他辅助检查如 CT 或超声。

（3）MRI 影像表现：应当详细叙述所观察到的异常表现。例如，跟骨小结节增生，跟腱肿胀及水肿，钙化和钙化征象，跟骨撕裂或断裂等相关表现。

（4）不同序列扫描的信号特点：应根据不同的 MRI 序列进行信号的描述和分析，说明病灶的范围、性质及扩展情况等。

（5）诊断建议：对于跟腱炎的诊断，MRI 检查可以提供更加准确和全面的图像信息，因此在需要时应建议进行该检查。同时，可以根据检查结果制定最佳的治疗方案。

（6）结论：最后一般会给出一个简短的结论，总结整体发现和意义。

第七章　Haglund 畸形

Haglund 畸形是一种足部骨科疾病，也称为 Haglund 变形、Haglund – Schinz 畸形或 Haglund 异位症，其特征为跟骨的后上方跟骨滑囊突的骨性肥大。这种突出通常会与跟腱的炎症或刺激相关，导致跟腱发生疼痛和炎症。Haglund 畸形通常存在于单侧足部，但有时也可能影响双侧。Haglund 畸形与跟骨后滑囊炎、跟腱附着处病变共同称为 Haglund 三联症。

Haglund 畸形的主要原因是长期穿高跟鞋或硬底鞋等不合适的鞋子，这些鞋子会加重跟骨对跟腱的压力。此外，足部解剖结构异常也可能是引起该疾病的原因之一，例如跟骨形态、跟骨角度过大等。

Haglund 畸形的主要症状包括跟腱疼痛、肿胀、热感等，同时还可能伴随着跟腱断裂、跟腱炎等并发症。

X 线检查是最常用的方法之一，可以显示出骨骼结构和形态异常情况，包括跟骨后上方是否存在突起。X 线检查虽然不能直接观察软组织结构，但可以提示 Haglund 畸形的存在。MRI 检查能够更准确地观察到 Haglund 畸形对周围软组织的影响，包括跟腱的炎症、肿胀情况等。CT 检查可以提供更精确的骨骼图像，特别是关于跟骨后上方是否存在突起的部分。超声检查可以评估足部软组织的情况，如跟腱的厚度和结构，以及有没有炎症或其他异常。

综合来看，X 线检查是最常用的检查方法，可以初步发现 Haglund 畸形的存在，而 MRI 检查和 CT 检查则能够提供更准确、全面的诊断信息。

第一节　Haglund 畸形的 X 线表现

Haglund 畸形的 X 线表现如下所述。

（1）跟骨后上方凸起：Haglund 畸形最显著的表现是跟骨后上方的突起，其形状和大小可以在 X 线片上得到明显显示（图 7 – 18）。

（2）跟骨形态异常：Haglund 畸形患者的跟骨可能会呈现扁平或过度外翻等不正常形态，这种异常形态可以通过 X 线片来观察。

（3）跟骨的角度过大：Haglund 畸形还可能引起跟骨与距骨的角度过大，因此 X 线片也可以展示这种异常情况。

（4）跟骨小结节增生：除了跟骨后上方的突起外，Haglund 畸形还可能导致跟骨小结节增生，这种改变也可以在 X 线片上看到。

（5）跟骨骨质变化：长期存在的 Haglund 畸形可能会对跟骨造成影响，导致骨骼结构发生变化，如骨质疏松等。

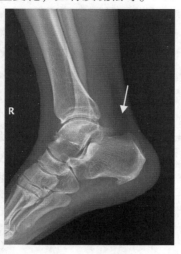

图 7 - 18　Haglund 畸形的 X 线侧位片
跟骨后上缘肥大

第二节　Haglund 畸形的 CT 表现

Haglund 畸形的 CT 表现如下所述。

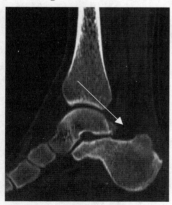

（1）跟骨后上方突起：CT 扫描能够清晰显示跟骨后上方的突起，突起大小和形态变化也可以直观地展示（图 7 - 19）。

（2）骨质增生：由于长期受到跟腱的压迫，患者出现 Haglund 畸形可能会引起跟骨区域的骨质增生。CT 影像能够准确展示骨质增生的范围和程度。

（3）跟骨外翻表现：Haglund 畸形患者的跟骨可能存在外翻现象，在 CT 扫描中可见跟骨在侧面的弯曲情况。

（4）关节间隙变化：Haglund 畸形还可以导致足跟关节间隙的变化，如增大或

图 7 - 19　Haglund 畸形 CT 重建
矢状位图像
跟骨后上缘突起

缩小等，这种变化可以通过 CT 扫描来观察。

（5）足底影像：除了跟骨的异常表现外，CT 扫描还可以提供足底各个部位的详细影像信息，包括跖骨、跗骨等。

第三节 Haglund 畸形的磁共振表现

Haglund 畸形的磁共振表现如下所述。

（1）滑膜肿胀：Haglund 畸形可能会导致跟腱附近的滑膜肿胀，MRI 影像能够清晰显示滑膜的异常表现。

（2）骨髓水肿：Haglund 畸形还可能引起跟骨与距骨之间的骨髓水肿，这种改变在 MRI 影像上表现为信号强度增加的区域。

（3）跟腱炎：Haglund 畸形常伴随有跟腱炎的情况，MRI 检查可以清晰显示跟腱增粗、跟腱周围的炎性改变和局部水肿（图 7 - 20）。

（4）前脚弓或后脚弓压迫：Haglund 畸形也可能引起前脚弓或后脚弓的压迫，导致相应部位软组织的异常表现。

（5）足底影像：除了足部软组织的异常表现外，MRI 影像还可以提供足底各个部位的详细影像信息，包括跖骨、掌骨等。

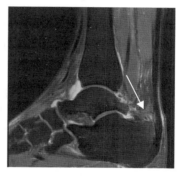

图 7 - 20　Haglund 畸形 MR
矢状位影像

（6）T1WI 序列：Haglund 畸形在 T1 加权图像上表现为跟骨后方突起，信号与周围正常组织相似。

（7）T2WI 序列：Haglund 畸形在 T2 加权图像上表现为信号异常区域，通常表现为高信号区或混合信号区，这可能与局部水肿、炎性反应等相关。

（8）PDWI 序列：Haglund 畸形在 Proton 密度加权图像上显示为类似于 T1WI 的信号，但是当水肿存在时可显示出明显的高信号。

（9）STIR 序列：STIR 序列可以抑制脂肪信号，有利于更好地观察病变部位。

第八章　跟骨距骨桥

　　足跟骨跟距关节是一种复杂的关节，由跟骨和距骨组成。跟骨距骨桥也称为跟骨跟距联合，是由于跟骨和距骨之间由纤维性、软骨或骨性结构所连接，这些软组织和骨性结构犹如跟距关节间的一座桥。出现跟骨距骨桥时，跟骨和距骨之间的连接变得紧密，这可能导致距下关节内侧内踝下方疼痛、僵硬和不稳定。此外，跟骨距骨桥还可能影响足部运动和步态，使患者更容易受伤。先天性因素是最常见的跟骨距骨桥形成原因。在胚胎发育期间，跟骨和距骨之间的软骨未能正常分化为骨组织，导致两者之间产生连接。通常在青春期时出现症状。跟骨距骨桥可能是由创伤、疾病或手术等因素引起的。例如，足部骨折可能会导致跟骨和距骨之间的软骨损伤，从而导致它们长时间地愈合在一起。

　　X线是最常用的检查方法，可用于显示足部骨骼的形态和结构。在诊断跟骨距骨桥时，医生通常会使用侧面X线图像来评估跟骨和距骨之间是否存在异常连接。如果出现跟骨距骨桥，X线还可以帮助确定其严重程度。MRI技术可以提供更详细的足部解剖图像，以帮助医生确定跟骨距骨桥的位置和程度。MRI还可以检测软组织损伤、炎症和水肿等与跟骨距骨桥相关的问题。CT扫描可以提供三维影像，以帮助医生更好地理解跟骨和距骨之间的连接情况。与X线相比，CT扫描可以提供更详细的图像，并在跨足踝关节疾病的诊断和治疗中起到重要的作用。

第一节　跟骨距骨桥的X线表现

1. 跟骨距骨桥的X线征象

（1）骨性增生：在跟骨周围可以看到明显的骨性增生，是跟骨受到长期的应力刺激导致的。

（2）骨质硬化：沿着跟骨的轮廓，可以观察到骨质密度增加的区域。这是因为当跟骨接受压力时，它会逐渐变得更加坚固，以抵抗压力造成的损伤。

（3）磨损迹象：在跟骨和其他骨骼结构之间摩擦的地方可能会出现磨损和细微的骨折迹象。这些迹象可能表明跟骨受到了过度的应力或者使用不当。

（4）关节间隙变窄：在跟骨与其他骨骼结构之间的关节处，可以看到关节间隙变窄的情况。这可能是由跟骨上的骨质增生导致的，也可能是由关节炎等疾病引起的。

跟骨距骨桥在侧位 X 线片可见距骨头和载距突边缘轮廓组成环状高密度影（图 7 - 21）。

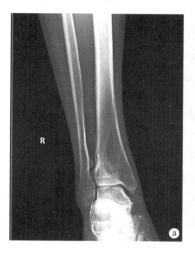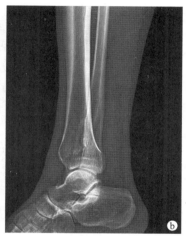

图 7 - 21　跟骨距骨桥 X 线图像

a. 右踝关节正位 X 线图像显示内侧跟骨距骨桥；b. 右踝关节侧位 X 线图像

2. 跟骨距骨桥的 X 线报告

（1）报告标题：在报告开头应注明报告的标题，例如"踝关节 X 线检查报告"。

（2）检查日期和编号：在报告中应标明患者的姓名、性别、年龄、检查日期和检查编号等信息。

（3）内容摘要：报告应包括对跟骨距骨桥状况的详细描述，如骨质增生、骨质硬化、摩擦迹象等。可以使用术语、符号和图像来描述跟骨距骨桥的状态。

（4）结论：报告应包括对跟骨距骨桥状态的总结和结论，例如是否存在跟骨疾病或损伤等。如果发现异常情况，则需要给出建议进一步检查或治疗方案。

（5）签名和日期：报告最后应由执业医师签名并标注日期。

第二节　跟骨距骨桥的 CT 表现

1. 跟骨距骨桥的 CT 征象

CT 是诊断跟骨距骨桥的金标准，可以发现关节周围退行性改变的范围和骨性桥接涉及关节面的范围。

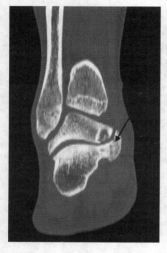

（1）骨性骨桥：显示为桥接的骨皮质和髓质连续；非骨性骨桥：显示为关节间隙狭窄，不规则，距骨和跟骨载距突连接处皮质增厚，关节面倾斜（图 7 - 22）。

（2）跟骨增生：在跟骨周围可以观察到明显的骨性增生，这是由长期应力刺激导致的。

（3）骨质硬化：沿着跟骨的轮廓，可以看到骨质密度增加的区域。当跟骨受到压力时，它会逐渐变得更加坚固，以抵抗压力造成的损伤。

（4）骨刺：在跟骨周围可以观察到不规则的骨性突起，这可能是由于长期应力刺激而形成的。

图 7 - 22　跟骨距骨桥 CT 冠状位重建图像

（5）软组织肿胀：在跟骨周围，可能会出现软组织肿胀的迹象，这可能表明跟骨受到了过度的应力或者其他损伤。

2. 跟骨距骨桥的 CT 报告

（1）报告标题：在报告开头应注明报告的标题，例如"踝关节 CT 检查报告"。

（2）检查日期和编号：在报告中应标明患者的姓名、性别、年龄、检查日期和检查编号等信息。

（3）内容摘要：报告应包括对跟骨距骨桥状况的详细描述，如骨质增生、骨质硬化、摩擦迹象等。可以使用术语、符号和图像来描述跟骨距骨桥的状态。

（4）结论：报告应包括对跟骨距骨桥状态的总结和结论，例如是否存在跟骨疾病或损伤等。如果发现异常情况，则需要给出建议进一步检查或治疗方案。

（5）签名和日期：报告最后应由执业医师签名并标注日期。

第三节　跟骨距骨桥的磁共振表现

1. 跟骨距骨桥的 MRI 征象

MRI 对纤维性骨桥显示优于 CT。

（1）T1WI 序列：T1 加权成像序列通常用于显示骨质结构和软组织比较清晰的形态信息。在跟骨距骨桥区域，骨质结构和韧带等组织会呈现出低信号强度。而软组织如肌肉，则呈现出中等信号强度。

（2）T2WI 序列：T2 加权成像序列通常用于显示液体和水含量丰富的结构。在跟骨距骨桥区域，腱鞘、关节囊、滑膜等软组织会呈现出高信号强度。而骨质结构则表现为低信号强度（图 7 - 23）。

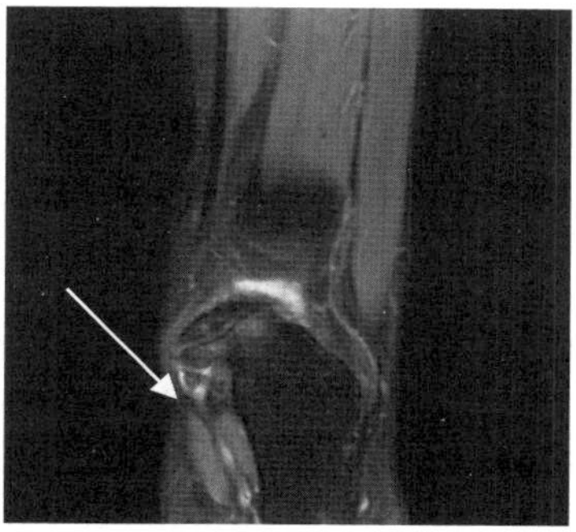

（3）PDWI 序列：PDWI 序列与 T1WI 序列类似，但通常灵敏度更高。

（4）STIR 序列：通常用于显示具有高水分含量的组织和炎症。在跟骨距骨桥区域，炎症、水肿和软组织损伤等则会呈现出高信号强度。

图 7 - 23　跟骨距骨桥 MR 冠状位图像

（5）DWI 序列：扩散加权成像序列通常用于显示组织中的水分子扩散程度。DWI 序列可以检测到早期的软组织损伤，如跟腱筋膜炎。

2. 跟骨距骨桥的 MRI 报告

（1）报告标题：在报告开头应注明报告的标题，例如"踝关节 MRI 检查报告"。

（2）检查日期和编号：在报告中应标明患者的姓名、性别、年龄、检查日期和检查编号等信息。

（3）内容摘要：报告应包括对跟骨距骨桥状况的详细描述，如是否存在骨质增生、软组织损伤等问题。可以使用术语、符号和图像来描述跟骨距骨桥的状态。

（4）结论：报告应包括对跟骨距骨桥状态的总结和结论，例如是否存在病变或异常情况等。如果发现异常情况，则需要给出建议进一步检查或治疗方案。

第九章　腓骨肌腱滑脱

腓骨肌腱滑脱是指腓骨肌腱从外踝后方的腱沟滑脱，使腓骨失去支撑点，产生外踝不稳、疼痛等一系列症状。通常情况下，腓骨肌腱位于踝骨突起上方的纤维环内。但如果因为某些原因，纤维环松动或者损坏，就会导致腓骨肌腱从其正常位置滑出，并且随着足关节的运动而不断移动。

腓骨肌腱滑脱通常由以下原因引起：足外翻畸形可以使腓骨肌腱扭曲并导致纤维环松弛和损坏。外踝骨折可能会损伤腓骨肌腱周围的结构，进而导致腓骨肌腱滑脱。例如长时间高强度运动，可能会增加腓骨肌腱滑脱的风险。足踝关节扭伤也可能导致腓骨肌腱滑脱，导致足踝外侧的疼痛和不适感，还可能出现肿胀、红肿等症状。

除了临床体检，彩超检查可以直接观察腓骨肌腱在足踝关节周围滑动的情况，对于腓骨肌腱滑脱的诊断具有一定的敏感性和特异性。此外，彩超检查无辐射，安全性高，但受到检查者水平和设备质量等因素的影响，结果可能存在一定的误差。MRI检查可以清晰地显示腓骨肌腱的位置、形态和滑动情况，对腓骨肌腱滑脱的诊断准确度较高。此外，MRI检查还可以检测其他伴随病变或损伤。X线检查可以排除骨折等骨质病变的可能性，也可以观察关节和骨骼的异常情况。但X线不能直接显示软组织结构，对于诊断腓骨肌腱滑脱的帮助有限。对于腓骨肌腱滑脱的诊断，临床检查是初步、简便易行的方法，而彩超和MRI则是较为准确的影像学检查。

第一节　腓骨肌腱滑脱的X线表现

1. 腓骨肌腱滑脱的X线征象

（1）足外翻畸形：在足外翻畸形的患者中，X线检查可能会显示外侧踝骨的下部凸出，并且距离较正常情况更远。

（2）纤维环异常：正常情况下，腓骨肌腱位于踝骨突起上方的纤维环内。如果纤维环松动或者损坏，就会导致腓骨肌腱从其正常位置滑出。在这种情况下，X线检查无法直接观察纤维环及肌腱位置，但可以有一些征象。

（3）关节间隙扩大：如果腓骨肌腱滑脱引起了关节的不稳定性，通过 X 线检查可能会发现足踝外侧的关节间隙扩大。

需要注意的是，腓骨肌腱滑脱的确诊通常需要结合其他影像学检查，如超声、MRI 等。

2. 腓骨肌腱滑脱的 X 线报告

（1）报告标题：在报告开头应明确标明报告的类型和目的，例如"腓骨肌腱滑脱 X 线检查报告"。

（2）检查日期和编号：在报告中应标明患者的基本信息，如姓名、性别、年龄、检查日期和检查编号等。

（3）检查部位：应清晰地指出所检查的部位是腓骨肌腱滑脱相关区域，并注意报告的准确性。

（4）检查结果：对于腓骨肌腱滑脱的 X 线检查，报告通常无法直接诊断该病变，但可以排除其他骨质病变的可能性。因此，在检查结果中应注明是否存在其他异常情况，如骨折、畸形等。

（5）结论：根据检查结果，报告应给出一个简要的结论，如"未见明显骨质异常""需进一步影像学检查以确定诊断"等。

（6）签名和日期：报告最后应由执业医师签字并标注日期。

第二节　腓骨肌腱滑脱的 CT 表现

1. 腓骨肌腱滑脱的 CT 征象

在 CT 图像上，正常情况下，腓骨肌腱位于踝关节外侧，呈现为低密度的线形影像。当腓骨肌腱从正常位置滑出时，在 CT 图像上可以观察到腓骨肌腱呈现为扭曲、移位或完全消失的异常表现。

（1）CT 值：CT 值是指 CT 图像中每个像素的密度数值，通常用来表示组织的密度。在腓骨肌腱滑脱的 CT 检查中，患者的足踝部密度可能存在变化。例如，如果由于腓骨肌腱损伤导致软组织水肿，CT 图像上可能会显示降低的软组织密度。

（2）密度变化：正常情况下，腓骨肌腱周围的软组织密度较均匀。当腓骨肌腱滑脱时，足踝部周围的软组织可能存在密度变化。例如，如果腓骨肌腱滑出后导致纤维环松弛和损伤，CT 图像上可能会显示增厚的纤维环或者周围软组织的肿胀。

2. 腓骨肌腱滑脱的 CT 报告

（1）报告标题：在报告开头应明确标明报告的类型和目的，例如

"踝关节 CT 检查报告"。

（2）检查日期和编号：在报告中应标明患者的基本信息，如姓名、性别、年龄、检查日期和检查编号等。

（3）检查部位：应清晰地指出所检查的部位是腓骨肌腱滑脱相关区域，并注意报告的准确性。

（4）检查结果：CT 检查可以直接显示软组织结构的情况。在检查结果中应注明是否存在腓骨肌腱滑脱或其他异常情况，如软组织水肿、纤维环变形等。

（5）CT 值和密度变化：如果在 CT 图像上观察到足踝部的密度变化，应在报告中进行相应描述和说明。

（6）结论：根据检查结果，报告应给出一个简要的结论，如"发现腓骨肌腱滑脱""需进一步影像学检查以确定诊断"等。

（7）签名和日期：报告最后应由执业医师签字并标注日期。

第三节　腓骨肌腱滑脱的磁共振检查

1. 腓骨肌腱滑脱的 MRI 征象

在 MRI 图像上，正常情况下，腓骨长短肌腱位于踝关节外侧，并呈现为低信号的线形影像。当腓骨肌腱从正常位置滑出时，在 MRI 图像上可以观察到肌腱呈现为高信号的异常表现。

（1）T1WI：可以显示软组织和骨骼结构的解剖信息，对于腓骨肌腱滑脱的诊断帮助较小，但可以排除其他结构病变的可能性。

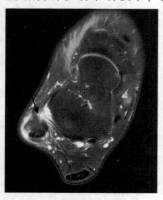

（2）T2WI：可以显示炎性、水肿等结构变化。在腓骨肌腱滑脱的 T2WI 图像上，可见腓骨肌腱周围软组织的水肿和纤维环损伤等表现，同时还可以看到滑脱后的腓骨肌腱位置异常（图 7 – 24）。

（3）FS：通过 FS 序列可以减少周围脂肪的干扰，更好地显示软组织结构。

（4）STIR 技术：是一种抑制脂肪信号的方法，可用来显示软组织的水肿和炎性反应。

图 7 – 24　腓骨肌腱滑脱 MR 图像

2. 腓骨肌腱滑脱的 MRI 报告

（1）检查部位：明确写出所检查的部位，如踝关节。

（2）检查方法：描述使用的 MRI 扫描方式，如 T1、T2、PD 等。

（3）影像学表现：针对检查部位进行详细的解释，如有异常改变的区域、形态特征等。

（4）诊断意见：根据影像学表现，给予相应诊断，包括正常和异常。

（5）建议：针对患者的具体情况提供适当的建议和治疗方案。

下面是一个可能的 MRI 检查报告书写样例：

（1）检查部位：右踝关节。

（2）检查方法：T1WI、T2WI、增强 T1WI 序列。

（3）影像学表现：右踝关节前方可见高信号灶，呈斜行走向，长度约为 1.5cm。该区域周围软组织未见异常信号。右侧腓骨肌腱滑脱，滑脱段约 5cm 长，肌腱端于滑脱段处略向内侧移位，肌腱紧贴胫骨后缘。

（4）诊断意见：右踝前方高信号灶，考虑为软组织损伤。右侧腓骨肌腱滑脱。

（5）建议：建议结合临床表现和其他检查结果，进一步评估和确定诊断，制定针对性治疗方案。

参 考 文 献

[1] Adam Greenspan. 实用骨科影像学［M］. 5 版. 屈辉，王武，白荣杰，主译. 北京：科学出版社，2012.

[2] Andreas Adam Adrian K. Dixon Jonathan H. Gillard Cornelia M. Schaefer – Prokop. 格－艾放射诊断学［M］. 6 版. 张敏鸣，主译. 北京：人民卫生出版社，2019.

[3]（美）Mark D. Miller，Timothy G. Sanders. 骨科磁共振与关节镜图谱［M］. 郭万首，程立明，主译. 北京：人民军医出版社，2014.

[4] 高元桂，张爱莲，程流泉. 肌肉骨骼磁共振成像诊断［M］. 北京：人民军医出版社，2015.

[5] 陈克敏，陆勇. 骨与关节影像学［M］. 上海：上海科学技术出版社，2014.

[6]（美）Andrew Sonin，B. J. Manaster，Carol L. Andrews，等. 创伤性骨肌诊断影像学［M］. 赵斌，林祥涛，主译. 济南：山东科学技术出版社，2018.